眼科疾病临床诊疗要点

晁岱岭 等 主编

江西科学技术出版社

江西·南昌

图书在版编目（CIP）数据

眼科疾病临床诊疗要点 / 晁岱岭等主编 . -- 南昌：
江西科学技术出版社，2020.6 （2024.1 重印）
ISBN 978-7-5390-7366-8

Ⅰ . ①眼… Ⅱ . ①晁… Ⅲ . ①眼病 - 诊疗 Ⅳ .
① R771

中国版本图书馆 CIP 数据核字 (2020) 第 097500 号

选题序号：ZK2019430

责任编辑：宋　涛　万圣丹

眼科疾病临床诊疗要点
YANKE JIBING LINCHUANG ZHENLIAO YAODIAN

晁岱岭　等　主编

出版发行	江西科学技术出版社	
社　　址	南昌市蓼洲街 2 号附 1 号	
	邮编：330009　　电话：（0791）86623491　　　86639342（传真）	
经　　销	全国新华书店	
印　　刷	三河市华东印刷有限公司	
开　　本	880mm × 1230mm　　1/16	
字　　数	295 千字	
印　　张	9.31	
版　　次	2020 年 6 月第 1 版　　2024年1月第1版第2次印刷	
书　　号	ISBN 978-7-5390-7366-8	
定　　价	88.00 元	

编 委 会

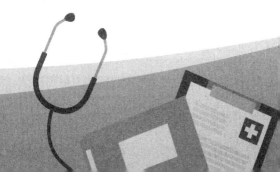

前　言

　　眼科学是研究人类视觉器官疾病的发生、发展及其防治的一门学科，有着很强的专业特点，但又与其他临床学科和基础医学学科有着广泛的联系。随着科学技术的发展，国内外眼科学领域新理论、新技术、新方法不断涌现，眼病的基础理论研究、临床诊断和治疗均取得了巨大的进展。同时，人们对眼科医疗服务的需求也不断增加，这些都给眼科医师提出了更高的要求。为便于广大眼科临床医师尤其是基层医疗单位的眼科工作者能在较短时间内，系统全面地了解掌握眼科疾病的基础理论、临床诊断与治疗，我们特组织一批具有丰富经验的临床眼科医师，编写了此书。

　　本书内容包括眼的发育生物学、眼科疾病的常用检查、眼科疾病的常见症状与体征、眼外伤、眼外肌疾病、眼屈光不正、晶状体疾病、青光眼、眼科神经疾病、眼科常见综合征、全身疾病的眼科表现、眼科疾病的预防保健。本书在编写中汲取了近年来眼科学术发展的成果和临床成熟的经验，以临床实用为前提，基础与实践相结合，突出了临床诊断的准确性和治疗的针对性。可供眼科专业医生、社区医生及基层医生参考使用。

　　由于本书编者众多，文笔风格不尽一致，虽经反复校对、审核，但书中难免存在不足之处，恳请广大读者予以批评、指正，以便再版时修正。

编　者
2020 年 6 月

目 录

第一章 眼的发育生物学

第一节 胚眼的发生和形成

眼的发育及其调控与整个机体的发育和调控有着不可分割的联系。眼特别是视网膜，是大脑的延伸部分，所以眼的发育与神经系统特别是中枢神经系统的发育关系密切。人胚第 3 周初，位于原条前方的神经外胚层受诱导增厚形成细长形的神经板，神经板逐渐长大凹陷形成神经沟，神经沟闭合成神经管。神经管前段膨大，衍化为脑，后段细小，衍化成脊髓。神经沟愈合为神经管的过程中，神经沟边缘与表皮外胚叶相延续的一部分神经外胚叶细胞在神经管背外侧形成左右两条与神经管平行的神经嵴。当神经褶融合成神经管时，神经褶头部在脊索前方发育成较宽的两叶状态，即前脑的始基。在宽大的神经褶内面各出现一浅沟，称为视沟，开始了胚眼的发育。

雌雄配体形成受精卵，孕 6 ~ 8 d 即形成桑葚胚与胚囊，至孕 16 d，已具备三胚叶胚层（Trilaminar germ disk）分化能力。胚眼由神经外胚叶、表皮外胚叶和中胚叶发育而成。胚胎 22 d（第 4 周开始时），由神经管发育而来的前脑（Forebrain）两侧神经褶（Neural fold）内陷，形成视沟（Optic sulci）。视沟继续深陷，向表皮外胚叶接近，形成腔室，称为视泡（Optic vesicle）。此时神经褶相互融合形成前脑泡。视泡远端不断膨大，继续向表皮外胚层生长、贴近，进而发生内陷形成双层杯状结构，称为视杯（Optic cup）。同时，视杯近端与前脑连接处缩窄变细，形成视柄（Optic stalk），为视神经始基。视泡与表皮外胚层接触后，诱导该处的表皮外胚层增厚形成晶状体板（Lens placode），为晶状体始基。随后晶状体板内陷入视杯内，且逐渐与表皮外胚层脱离，形成晶状体泡（Lens vesicle）（图 1-1）。视杯逐渐深凹并包围晶状体，视杯前缘最后形成瞳孔。视杯早期下方为一裂缝，称为胚裂（Fetal cleft）。围绕视杯的中胚叶玻璃体动脉经胚裂进入视杯内，营养视杯内层、晶状体泡及视杯间质，玻璃体静脉由此回流。胚裂于胚胎第 5 周（12 mm）时开始闭合，由中部开始，向前后延展，当胚长达 17 mm 时，除沿视茎下面外，完全闭合。玻璃体动、静脉穿经玻璃体的一段退化，并遗留一残迹，称玻璃体管（Cloquet 管）；其近段则分化为视网膜中央动、静脉。如果胚裂闭合不全，则会形成虹膜、睫状体、脉络膜或视盘的缺损。在视泡形成至胚裂闭合过程中，包绕视杯、视柄、晶状体泡的中胚叶逐渐介化成内侧的脉络膜始基及外侧的巩膜始基。此时，眼的各部组织已具雏形，即形成胚眼。

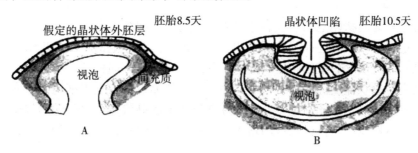

— 1 —

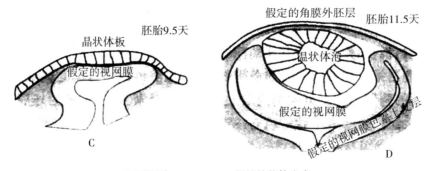

图示胚胎 8.5 ~ 11.5 d 鼠的晶状体发育

图1-1　晶状体的形态发生

第二节　眼球各主要组成部分的发生

一、神经外胚叶的发育

（一）视网膜和睫状体、虹膜上皮的发生

视网膜由视杯内、外两层共同分化而成的，视杯外层分化为视网膜色素上皮层（retinal pigment epithelium，RPE）；视杯内层增厚，为视网膜神经感觉层（Neurosensory retina）。胚胎第 6 周起，视网膜色素上皮层开始生成色素，视网膜神经感觉层则依次分化出节细胞、视锥细胞、无长突细胞、水平细胞、视杆细胞和双极细胞。视杯两层之间的视泡腔逐渐变窄、消失，形成潜在的腔隙。到胚胎第 2 个月末，视网膜神经感觉层发育到赤道部附近；当胚胎第 8 个月时，视网膜 10 层结构基本形成，可以辨认。然而，视网膜的功能发育则相对缓慢，视锥细胞、视杆细胞外节的膜盘要到胚胎 7 个月时才开始出现，黄斑中心凹（Fovea centralis）也是在此时才开始形成。出生时视锥细胞尚未发育完全，所以初生后不久的婴儿尚不能注视，直至出生后 4 个月黄斑才发育完成。出生后眼的屈光间质混浊如先天性白内障，或眼被遮盖，剥夺了黄斑部接受正常光觉和形觉刺激的机会，则会影响黄斑功能的发育而造成弱视。

另外，视杯前缘在胚胎第 3 个月时开始向前生长，并向晶状体泡与角膜之间的间充质内延伸，最终发育为睫状体和虹膜内面的两层上皮。虹膜的内层上皮分化为色素上皮，虹膜的外层上皮还分化出瞳孔括约肌和瞳孔开大肌。

（二）视神经的发生

视神经由胚胎的视柄发育而来，胚胎第 6 周时，视网膜神经节细胞的轴突形成，并随着视网膜的分化而进一步发育。逐渐增多的节细胞轴突向视柄内层聚集，视柄内层逐渐增厚，并与外层融合。视柄内、外层细胞演变为星形胶质细胞和少突胶质细胞，并与节细胞轴突混杂在一起，于是，视柄演变为视神经。此时，视盘中央尚有少量神经胶质细胞残留，出生时发生萎缩形成生理凹陷。视神经纤维的髓鞘是由脑部视神经纤维向眼部生长的，出生时止于筛板后，如进入视网膜则形成视网膜有髓鞘神经纤维，在检眼镜下呈现羽毛样外观。

二、表皮外胚叶的发育

（一）晶状体的发生

晶状体的发育可分为晶状体泡的形成和晶状体纤维的产生两个阶段。关于晶状体泡形成已在"胚眼的发生和形成"中述及，以下简述晶状体纤维的发育。最初晶状体泡由单层上皮组成。泡的前壁细胞呈立方形，分化为晶状体上皮；后壁细胞呈高柱状，并逐渐向前壁方向伸长，形成初级晶状体纤维。泡腔逐渐缩小，直到消失，晶状体变为实体结构。此后，晶状体赤道部的上皮细胞不断增生、变长，形成次级晶状体纤维，原有的初级晶状体纤维及其胞核逐渐退化形成晶状体核。新的晶状体纤维逐层添加到晶状体核的周围，晶状体核及晶状体体积逐渐增大。此过程持续终身，但随年龄的增长而速度减慢。各层纤维末端变平，彼此联合成晶状体缝，核前的缝为"Y"形，核后的缝为"人"字形。若晶状体在发育过程中发生障碍，将形成先天异常，如各种类型的先天性白内障。

晶状体的发育解剖学研究显示：初级晶状体纤维是从外胚层细胞覆盖视泡到晶状体泡闭塞这段时期的晶状体细胞；次级晶状体纤维变长（由立方体细胞到长形纤维），向后极移行至中点到达赤道部，绕前后轴旋转至长轴与前后轴平行，各条纤维前后极的连接点组成了晶状体缝，同时完成一个生长层。晶状体缝（Lens sutures）是由晶状体中相邻生长层之间或者层内晶状体纤维末端连接的排列所形成；晶状体缝的异常与各种白内障的发生有关。

晶状体缝的解剖研究显示：哺乳动物的晶状体纤维分为"S"形的"曲线纤维"和位于赤道部的"直纤维"，每条曲线纤维与另外两条纤维配对并分别于前极、后极相接，组成前极"Y"字缝和后极倒"Y"字缝。

在人的胚胎期，只有当次级晶状体纤维出现时才开始出现规律的排列和极向生长，形成生长层，这标志着晶状体缝的形成，此时晶状体极点到赤道部的距离是 250 ~ 750 μm。绝大多数纤维是曲线纤维，每层细胞包括 6 条直纤维，其中 3 条位于前极，3 条位于后极。出生后，人晶状体缝趋向复杂化并出现星状缝。这种前后表面晶状体缝分支的形成是终身进行的，在圆柱投影图上，晶状体缝的每一条分支都会延伸到其近端达到纬度 60° 以及远端达到极点。因而，在人的中年时期晶状体缝将会有 12 条分支。糖尿病患者的晶状体圆柱投影图上可以很明显地看到后表面晶状体缝的改变，可见慢性疾病对晶状体缝发育的影响。星状缝形成的意义在于，它较之线状缝和"Y"字缝对晶状体光学特性的影响要小得多。晶状体缝在调节中有不可忽视的作用，通过与鸟类比较，人的表面不连续的有缝的晶状体具有更强大的调节能力。很多主要的纤维蛋白参与晶状体缝的形成和生长。灵长类动物的晶状体，不只调节范围大，晶状体缝的组成复杂，纤维间缝隙连接的密度低，而薄的不对称连接密度高。至于调节功能与主要纤维膜蛋白的密度和分布之间的关系以及它们在晶状体发生、发展和老龄化中的作用仍需要进一步研究。

综上所述，晶状体分化的最主要结构改变不仅仅是立方体细胞变长成为纤维，而是纤维的分化使晶状体纤维具有不同的形状和长度以及精确的空间位置排列。纤维精确的端端对接排列在晶状体生长层间和层内形成的晶状体缝在所有晶状体中都可发现，存在四种形态，复杂性不同对晶状体光学特性的负面影响也不同。这些不同的晶状体缝类型也可能是建立和维持调节范围的因素。总的来说，晶状体是很重要的一个根据功能发育分化的例子，发育不良不但将直接导致功能的缺陷，而且可以诱导眼部其他组织的异常发育分化。晶状体发育分化是眼球发育特化中的关键性中间环节。

（二）角膜上皮的发生

晶状体泡从表皮外胚叶分离后，表皮外胚叶又重新融合为一层立方上皮，以后衍化成角膜上皮。人胚胎第 5 周时角膜开始发育，直到开睑，此发育过程速度较慢。其中 Pax6 基因在角膜发育过程中有重要作用，Pax6 基因可调控上皮细胞复层化，其他的调控因子还有 TGF-β_1、notch1、TGF-α、forkhead/winged helix 基因、Iκβ 激酶 α 等。有研究表明，表达 TGF-α 或去除 forkhead 基因会导致内皮细胞层缺失。除了调控因子外，环境因素可能也起到一定作用，如氧气和光线对角膜的发育都有一定的作用。

三、玻璃体的发育

玻璃体的形成可分为三个阶段。

（一）原始玻璃体（Primary vitreous）

原始玻璃体由原始视泡和晶状体泡间存在的细胞间质形成。此细胞间质可能由视杯上皮细胞和晶状体上皮细胞分泌而来。随视杯的加深，细胞间质拉长成细长的细纤维，且与来自中胚叶的原纤维混合，形成原始玻璃体基础，此时玻璃体腔内充满玻璃体血管。胚胎第 6 周时发育完成。

（二）第二玻璃体（Secondary vitreous）

第 6 ~ 12 周玻璃体血管系统逐渐萎缩，同时由视杯内层细胞分泌出第二玻璃体，将原始玻璃体挤向眼球中央和晶状体后面，使其最后在晶状体后及玻璃体中央形成 Cloquet 管，其中通过玻璃体血管。

（三）第三玻璃体（Tertiary vitreous）

在胎儿第 4 个月时，由睫状体的神经上皮细胞分泌出细小原纤维，逐渐发育成晶状体悬韧带，出生时完成。

四、神经嵴细胞来源组织的发育

神经嵴细胞（Neural crest cells）来源于外胚层，但形态和功能与中胚层间充质相似，故称其为中外胚层或外间充质，以便与中胚层来源的间充质相区别。与眼球和眼附属器有关的多种结缔组织相应的组织结构则由神经嵴细胞分化发育而来，神经嵴细胞的特征是高度的迁徙能力和分化潜能，对其作用的几乎所有组织产生诱导影响。当视杯与晶状体泡形成后，包围在视杯周围的头部神经嵴细胞，一方面伸入晶状体泡前方，在角膜上皮下演变为角膜固有层和内皮；另一方面，就地分别分化为小梁网、Schlemm 管、疏松的葡萄膜基质、较致密的巩膜以及睫状肌和 Muller 肌等组织。

此外，由于神经嵴细胞的迁移、增殖和分化还参与颜面中部（Midface）（主要是上颌骨）、牙齿的形成和发育。实际上，神经嵴细胞还可分化形成所有的自主神经系统节后神经元、内脏神经系统、肾上腺髓质、黑色素细胞以及心脏传导束等组织。

如果神经嵴细胞在迁移和分化过程中出现异常，则会对眼前节组织结构产生广泛的影响，造成房角构型和小梁网的发育异常，导致各种先天性青光眼和青光眼综合征的发生。这些综合征往往还伴有眼外组织，特别是牙齿和颜面的发育缺陷，甚至皮肤、神经系统和心脏的先天异常。

五、中胚叶来源组织的发育

（一）眼部血管系统的发生

眼的血管系统由中胚叶发育而来，胚胎第 3 周始的眼动脉沿视杯腹侧生长，并分出玻璃体动脉经胚裂进入视杯内，并在晶状体后面形成晶状体血管膜包围晶状体。其他分支沿视杯表面前行至视杯缘吻合成环形血管，并向后与晶状体血管膜相吻合。同时，未来的脉络膜毛细血管亦出现于视杯外面。胚胎第 3 个月时，玻璃体动脉及晶状体血管膜开始萎缩，出生时此血管完全消失。若萎缩不全，则产生永存玻璃体动脉。在胚胎第 3 个月末，玻璃体动脉在视盘处分出血管，逐渐形成视网膜中央血管系统。

（二）虹膜基质的发生

位于晶状体前面的视杯口边缘部的间充质形成虹膜基质，其周边部厚，中央部薄，封闭视杯口，称为瞳孔膜（Pupillary membrane）。胚胎第 7 个月时瞳孔膜开始萎缩形成瞳孔，前、后房经瞳孔相连通；若瞳孔膜萎缩不全则形成先天性永存瞳孔膜。

（三）葡萄膜的发生

除虹膜睫状体内面的两层上皮来源于神经外胚叶，其他部分均由中胚叶发育而来。在胚胎第 6 周末（22 mm），表皮外胚叶和晶状体之间的中胚叶形成一裂隙，即前房始基。裂隙后壁形成虹膜的基质层，中央较薄称为瞳孔膜，胚胎第 7 个月瞳孔膜开始萎缩形成瞳孔。如萎缩不全则形成先天性永存瞳孔膜。睫状体的睫状突和睫状肌在胚胎 3 个月逐渐生长发育。胚胎 6 mm 时，有毛细血管网包围视泡，并发育成脉络膜。第 3 个月开始形成脉络膜大血管层和中血管层，并引流入涡静脉。

（四）角膜的发生

胚胎 6 周末，前房裂隙后，前半中胚叶组织形成角膜基质层和内皮细胞层。表皮外胚叶已形成角膜上皮层。胚胎 3 个月，基质层前部细纤维形成前弹力层，内皮细胞分泌形成后弹力层。

（五）前房角的发生

角膜和前房发生后，于胚胎第 2 个月末期巩膜开始增厚。第 3 个月末形成角膜缘，并由视杯缘静脉丛衍变发生 Schlemm 管，并具有许多分支小管。随后其内侧中胚叶分化出小梁网。前房角是由前房内中胚叶组织逐渐萎缩而来，若不能正常萎缩，小梁网发育异常则导致先天性青光眼。

（六）巩膜的发生

胚胎第 2 个月末由视杯周围的中胚叶开始形成，在胚胎第 5 个月发育完成。

第三节　眼附属器的发育

一、眼睑、结膜、泪腺

胚胎在第 4 周前，胚眼表面为一层表皮外胚叶所遮盖。第 5 周开始，该处外胚叶形成睑褶，褶的外面形成眼睑皮肤，内面形成结膜，并和球结膜、角膜上皮相连续。中胚叶在此两层间发育，形成睑板和肌肉。在胚胎第 3 个月，上下睑缘相向生长致互相粘连。至第 6 个月，上下睑由鼻侧开始至完全分开。胚胎 3 个月初，眼表面内眦处半月皱襞形成。第 4 个月泪阜形成。第 9 周睑缘部发育毛囊，以后出现睫毛。第 6 周睑板腺形成，其周围中胚叶组织变致密形成睑板。

二、泪器

泪器所有组织均由表皮外胚叶发育而来，副泪腺于胚胎 2 个月时出现。泪腺于第 3 个月由上穹隆部外侧结膜上皮分化而来。结膜各腺体均由表皮外胚叶内陷形成。泪道是在第 6 周时，表皮外胚叶在外侧鼻突和上颌突之间下陷成沟，以后此处上皮和表面上皮脱离，逐渐形成管道。第 7 个月上下泪点开放。第 8 个月鼻泪管下口开放。

三、眼外肌

胚胎第 3 周时，视泡周围的头部神经嵴细胞增殖、凝集呈圆锥形，此即原始眼外肌。第四周时开始分化。第 5 周时已能分辨出直肌和斜肌。第 6 周时各眼外肌完全分开。第 10 周时上睑提肌由上直肌分化出来。

四、眼眶

眼眶是由围绕视杯的神经嵴细胞增殖、分化、发育而成。眼眶的发育较眼球缓慢。胎儿 6 个月时眶缘仅在眼球的赤道部，一直生长到青春期。如在儿童时期摘出眼球，可影响眼眶正常发育。随着眼眶的发育，眶轴逐渐向前移动，视轴也随之变化。胚胎第 4 周时，两眼朝向外侧，两眼视轴成 160° 角；胚胎 2 个月时视轴为 120° 角；胚胎第 9 周时，视轴为 72° 角；最后成年两眼视轴成为 45° 角。视轴的改变与双眼单视的发生有很大关系。

微信扫码
◆ 临床科研
◆ 医学前沿
◆ 临床资讯
◆ 临床笔记

第二章　眼科疾病的常用检查

第一节　一般检查

眼部的一般检查应在良好的照明下，系统地按顺序进行。最好采用自然光线，配合聚光灯和放大镜。应注意以下几点：①养成先右后左，从外到里的检查习惯，以免记录左右混淆或遗漏。②如患者有严重的刺激症状，可先滴 1% 丁卡因 1 ~ 2 次后再做检查。③患儿哭闹不合作，应固定头部，必要时用拉钩拉开眼睑进行检查。④检查时操作要轻，不要压迫眼球，尤其对眼外伤、角膜溃疡等患者更须小心，以免眼球穿破，眼内容物脱出。⑤遇有化学伤时，应先立即做结膜囊冲洗，并去除结膜囊内存留的异物，然后再进行系统检查。⑥每次检查后要消毒双手，尤其在检查感染性眼病后，应严格消毒双手，以防止交叉感染。

一、眼眶及眼球

眼眶检查应注意有无炎症、肿瘤和外伤等。眼眶急性炎症常有明显疼痛、体温升高和全身不适等症状，并有眼睑红肿、结膜水肿。水肿的球结膜可遮盖整个角膜，或脱出于睑裂外，眼球可以突出，活动受限或完全固定，局部可有压痛。应进一步鉴别是眼眶浅在性炎症，还是眶深部炎症。对于有外伤史的患者要注意检查眼眶及其周围组织有无伤口和异物。

眼球检查应注意眼球大小、眼球突出度和眼位等。

眼球增大见于水眼（先天性青光眼）、牛眼（后天性婴儿青光眼）、角膜或巩膜葡萄肿等。眼球缩小见于眼球萎缩、先天性小眼球。

眼球突出是眼眶肿瘤和眶血管异常的主要症状。首先应观察眼球突出的方向，检查眼球的运动，并进一步用手指沿眶缘向眶深部触诊；若扪及肿块，则应注意有无压痛，是实质性还是囊性，以及表面是否光滑。还要观察眼球突出是否为搏动性，或是间歇性，局部按压或头位改变是否影响突出度。动静脉瘘（颈内动脉和海绵窦沟通）常导致搏动性突眼，而眶静脉曲张则常与间歇性突眼有关。

眼球突出度的测定方法是先粗略对照两眼相互位置，推测眼球是否突出，然后进一步用 Hertel 突眼计，以测定眼球突出度。医生和患者相对而坐，取突眼计平放于患者眼前，将两内侧端凹面分别支撑在两眼眶外侧壁前缘上，患者向前平视，医生从第一反射镜中观察角膜顶端与第二反射镜中所示的毫米数的相当位置，作为眼球的突出度数记录下来，同时还应记下眶距的毫米数。以便用同一眶距标准进行复查。我国人群正常眼球突出度是男性为 13.76 mm，女性为 13.51 mm，平均值为 13.64 mm。眶距男性为 99.3 mm，女性为 96.7 mm，平均为 98.0 mm，两眼突出度一般相差不超过 2 mm。

眼球内陷少见，多由眶骨骨折或交感神经损伤所致，前者有明确的外伤史，可通过 X 线眼眶摄片明确诊断；后者则是 Horner 综合征的一部分。

对有斜视的患者要检查是内斜还是外斜，斜度多少，是共同性还是麻痹性。注意有无眼球震颤，震颤的方向（水平性、垂直性、旋转性）、振幅和速度（快相、慢相）。

二、眼睑

检查眼睑应注意有无先天异常，眼睑位置和睑缘的改变，同时观察睑皮肤、睫毛和眉部的情况。

检查眼睑位置时，应注意两侧是否对称，睑裂大小如何，有无睑裂闭合不全，睑球粘连，眼睑退缩或痉挛；上睑是否下垂，有无上、下睑内翻、外翻，有无倒睫、睫毛乱生、秃睫，并了解其发生原因；睫毛根部有无充血、鳞屑、溃疡，还应注意睫毛和眉毛的色泽有无改变。

正常睑裂宽度在两眼平视时，约为 7.5 mm，遮盖角膜上缘约 2 mm；上、下睑应平服地附贴于眼球表面。对上睑下垂的患者，应观察瞳孔被上睑遮盖的程度，并用如下方法测定提上睑肌的功能情况：用两拇指紧压双侧眉弓部，阻止额肌帮助睁眼的动作，然后在睁眼的尝试下，观察睁眼的程度。如完全不能睁眼则为完全性上睑下垂；如仍能不同程度地睁眼，则为部分性上睑下垂。先天性上睑下垂与重症肌无力引起的上睑下垂，亦要很好地鉴别。

最后尚应观察眼睑皮肤有无红肿、溃疡、瘘管、皮疹、瘢痕、脓肿、肿块，以及有无水肿、皮下出血、皮下气肿等情况。

三、泪器

泪器包括分泌泪液的泪腺和排出泪液的泪道两部分。

泪腺位于眶外上方，分为较大的眶部泪腺和较小的睑部泪腺。正常时泪腺不能触及，只有在炎症、肿瘤或脱垂时，方可用手指由眶外上方向后向上触及；将上睑近外眦部尽可能向外上方牵引时，亦可暴露肿大的睑部泪腺，炎症时尚可有压痛。

泪腺的功能为分泌泪液，泪液分泌减少或者是组成成分异常可引起干眼症。诊断干眼症常采用 Schirmer 试验和检查泪膜破裂时间。

泪道检查应注意有无炎症、肿瘤，以及是否通畅。

检查泪囊部应注意有无红肿、压痛、瘘管，有无囊性或实质性肿块。指压泪囊部时，如有泪水、黏液或脓液从泪小点反流出来，则说明存在慢性泪囊炎和鼻泪管阻塞情况。根据黏、脓液反流的多少，可粗略地估计泪囊囊腔的大小。

鼻泪管开口于下鼻道，可由于鼻腔病变而被阻塞，引起溢泪，因此对溢泪患者，应了解鼻腔情况。眼部方面，应注意下睑和泪小点位置是否正常。如泪小点位置正常，可用下述方法检测泪道是否通畅：滴有色液体于结膜囊内（如 1% ~ 2% 荧光素或 25% 弱蛋白银），同时塞棉片于同侧鼻腔内，1 ~ 2 min后，嘱患者作擤鼻动作，如鼻腔内棉片染色，则说明泪道通畅；如不染色，则应进一步冲洗泪道，以确定后者的阻塞部位。

四、结膜

结膜按解剖部位分成睑结膜、球结膜和穹隆结膜三部分。

为了对结膜各部位进行详尽检查，必须学会并熟练掌握上睑翻转法。翻转上睑可用单手或双手操作。

（一）单手法

先嘱患者向下看，医生将示指放在睑板上缘，拇指放在睑缘中央稍上方，两指轻轻挟提上睑皮肤，在示指向下压的同时，拇指向前上方翻卷，就可使上睑翻转，然后把睑皮肤固定于眶骨上缘，注意不要压迫眼球。

（二）双手法

先嘱患者向下看，检查者在用一手的示指和拇指挟提上睑缘中央部皮肤往上翻卷的同时，用另一手示指或棉棒，对准睑板上缘，将其向下压迫，即可将上睑翻转过来。

在大多数情况下，只有单手法遇到困难时（如患者欠合作，上穹隆过短，上睑板肥厚，眼球内陷等），才采用双手法。

为了暴露下睑结膜和下穹隆部结膜，只需将下睑向下牵引，同时嘱患者向上看即可。但如果要暴露上穹隆部结膜，则需要在用一手翻转上睑后，嘱患者向下注视，用另一手的拇指，由下睑中央把眼球轻轻往上推压，同时将上睑稍向上牵引，使上穹隆部结膜向前突出。

检查球结膜时，只要用拇指和食指把上下睑分开，然后嘱患者向上、下、左、右各方向注视，各部分球结膜就能完全暴露。

小儿常因眼睑紧闭，检查时，需要家长协助，即医生与家长面对面坐着，将患儿两腿分开，仰卧于家长双膝上，家长一面用两肘压住患儿双腿，一面用手握住患儿两手，医生则用双膝固定患儿头部，以两手拇指，分别在上、下睑板的近眶侧处，轻轻向后施加压力，就可使上、下睑翻转，暴露睑结膜，以至穹隆部结膜。

检查结膜时应注意其颜色、透明度、光滑性，有无分泌物、肿块和异物等情况。

睑结膜在正常情况下可透见部分垂直走行的小血管和睑板腺管，后者开口于近睑缘处。上睑结膜在距睑缘后唇约 2 mm 处，有一与睑缘平行的浅沟为睑板沟，此处较易存留异物。正常儿童睑结膜上可以看到透明的小泡状隆起为滤泡，成人很少看到。

检查穹隆结膜时还应注意有无结膜囊变浅、眼球粘连等。

临床上常见的球结膜充血需作鉴别，见（表2-1）。

表 2-1　常见的三种球结膜充血鉴别

鉴别要点	结膜充血	睫状充血	混合充血
部位	愈近穹隆部愈明显	愈近角膜缘愈明显	波及全部球结膜
颜色	鲜艳	紫红	深红
形状	血管清楚，随球结膜而移动	血管模糊不清，不能被推动	血管模糊不清
临床意义	结膜炎症	角膜及眼球深部组织炎症	比较严重的角膜及眼球深部组织炎症或青光眼急症发作

五、角膜

角膜病变常以示意图来表示部位，分为周边部和中央部，前者可进一步以钟点位置加以表达。另外，亦可将部位分为内上、内下、外上、外下四个象限以记录之。病变的深度可按角膜上皮层，前弹力层，基质浅层、中层和深层，后弹力层以及内皮层描述之。

检查角膜应注意其大小、弯曲度，有无角膜混浊，是水肿、浸润、溃疡，还是瘢痕，后者进一步分成云翳、斑翳和白斑。

正常角膜光亮透明。角膜的大小平均横径为 11 mm，垂直径为 10 mm。上角膜缘为 1 mm。一般以横径来表示其大小，小于 10 mm 者为小角膜，大于 12 mm 则为大角膜。

用聚光灯配合放大镜检查，角膜病变观察得更清楚，同时可发现细小的病变和细小异物。其操作方法是：一手用聚光灯照在角膜病变处，另一手拇指和食指拿一个 10 倍的放大镜，中指分开上睑，无名指分开下睑，开大睑裂，放大镜随意调节距离，以使焦点落在角膜病变处，这时角膜病变就显得大而清楚。这种检查方法简便有效，常被采用，亦常用此法来检查结膜、巩膜、前房、虹膜、晶状体等。

用裂隙灯显微镜检查，病变处可看得更清楚，并能确切了解病变的深浅和范围。

（一）角膜染色法

本方法用以了解角膜有无上皮缺损。在结膜囊内滴一滴 2% 消毒荧光素钠溶液，然后用无菌生理盐水或抗生素滴眼液冲洗，正常时角膜透明光亮，如角膜上皮有缺损，病损处就被染成绿色。亦可用无菌荧光素钠试纸，涂于下睑结膜，不需冲洗。

（二）角膜瘘管试验

如怀疑有角膜瘘管时，可在滴 2% 消毒荧光素钠溶液后，不加冲洗稀释，即用一手拇指和食指分开睑裂，同时轻轻压迫眼球，观察角膜表面，如发现有一绿色流水线条不断溢流，则说明有瘘管存在（角膜瘘管试验阳性），瘘管就在流水线条的顶端。

（三）角膜知觉试验

角膜感觉神经来自三叉神经（第 V 对脑神经）的眼支，角膜知觉的降低或丧失，常是感觉神经受损的表现。检查角膜知觉的方法是：取消毒棉棒抽成细丝，将其尖端从侧面轻触角膜，避免被患者觉察或触及睫毛和眼睑，引起防御性瞬目而影响检查结果。如角膜知觉正常，则当棉絮触及其表面时，立即发生瞬目反应。如反应迟钝或消失，则可对角膜知觉的受损程度做出判断。如将双眼检查结果进行比较，更有助于得出正确结论。

Placido 圆盘检查法，是根据映照在角膜表面的影像来检查角膜弯曲度是否正常，有无混浊等情况。该盘直径为 20 cm，表面绘有黑白相间的同心圆环。中央有一小圆孔，有的孔内装上一块 6 个屈光度的凸透镜，盘侧装有手持把柄。检查时，患者背光而坐，检查者坐在患者对面约 0.5 m 距离，一手拿圆盘放在自己眼前，另一手的拇指示指撑开患者的上、下睑，通过圆盘中央的小孔观察角膜上所映照的同心环影像。

1. 同心环形态规则

同心环形态规则表示角膜表面完整透明，弯曲度正常，为正常角膜。

2. 同心环为椭圆形

同心环为椭圆形表示有规则性散光。

3. 同心环出现扭曲

同心环出现扭曲表示不规则形散光。

4. 同心环呈梨形

同心环呈梨形表示圆锥角膜。

5. 同心环线条出现中断

同心环线条出现中断表示角膜有混浊或异物。

检查小儿角膜需家长或医护人员协助，方法同小儿结膜检查。亦可置患儿于治疗台上，助手用两手固定患儿头部，两肘压住患儿两臂，检查者用眼睑拉钩拉开上、下眼睑，已暴露角膜（对角膜溃疡、角膜软化症或角膜外伤穿孔患者，在暴露角膜时，切忌对眼球施加压力，以免造成人为的角膜穿孔或眼内容物脱出）。如怀疑有角膜溃疡或角膜上皮缺损，可先用荧光素染色，然后暴露角膜。亦可不用拉钩，用一手的拇指和食指或两手的拇指将上下睑缘轻轻分开，但不可使眼睑翻转，否则结膜可遮盖角膜，影响角膜的完全暴露。尤不可使用暴力，以防导致角膜穿孔。

六、巩膜

检查巩膜最好采用明亮的自然光线，检查者用手指分开被检眼的眼睑，令患眼向各方向转动，同时检查各部分的巩膜。

正常巩膜外观呈白色，在前部睫状血管穿过巩膜处，可呈青黑色斑点。小儿巩膜较薄，可透露葡萄膜色调而稍呈蓝色；老年人的巩膜色稍发黄。

检查巩膜应注意有无充血、黄染、结节、葡萄肿及压痛等。

七、前房

检查前房应注意其深浅度及其内容，必要时还须检查前房角。

正常前房的深度约为 2.5 ~ 3 mm，又称前房轴深，系指角膜中央后面到虹膜或晶状体表面的距离。前房的深度可随着年龄的增长而变浅。在闭角型青光眼、白内障晶状体膨胀期、扁平角膜、虹膜前粘连或膨隆以及远视状态，前房一般较浅；而在先天性青光眼、开角型青光眼、无晶状体状态、圆锥角膜以及近视状态等，前房一般较深。

正常房水无色透明，当眼内发生炎症或外伤时，房水可变为混浊，透明度下降。轻度混浊，需用裂隙灯显微镜检查才能发现。混浊严重时，房水内出现棉絮状纤维素性渗出物或胶冻样渗出物，以及脓样积液或积血。

用裂隙灯显微镜检查，前房改变能看得更清楚。

八、虹膜

检查虹膜时，应双侧进行比较。注意其颜色、位置、纹理，有无色素脱落、萎缩、前粘连（与角膜粘连）、后粘连（与晶状体粘连），有无虹膜缺损、永存瞳孔膜、根部断离、虹膜震颤，以及囊肿、肿瘤、异物、新生血管等。虹膜震颤检查：在裂隙灯显微镜下令患者上下或左右迅速转动眼球后向前注视，观察虹膜有无震颤现象。晶状体脱位或无晶状体眼常有虹膜震颤。

黄种人正常虹膜表面的颜色呈均匀的棕褐色，可因色素的多寡而有深浅差异。虹膜局限性的色素增殖可形成色素痣。正常的虹膜纹理清晰可见，但可因炎症充血肿胀而变为模糊。虹膜异色症和萎缩时色泽变淡，组织疏松，纹理不清。

九、瞳孔

检查瞳孔要注意其大小、位置、数目、形状，两侧是否对称，以及直接、间接对光反应等，并应双侧对照。

正常瞳孔呈圆形，直径一般在 2.5 ~ 4 mm 之间，两侧对称，边缘整齐。瞳孔的大小与照明光线的强弱、年龄、调节、辐辏等情况有关。老年人和婴幼儿的瞳孔较小。当眼在弥漫光线照射下，注视远距离目标时，瞳孔直径小于 2 mm，称为小瞳孔，可为先天性、药物性或病理性。

瞳孔的扩大，亦可以是药物性、外伤性或因眼内异物或交感神经兴奋、动眼神经麻痹、青光眼或视神经、中枢神经疾患所致。

瞳孔反应检查在临床上具有重要意义。眼部疾病、视神经疾病以及中枢神经系统疾病均可能出现瞳孔反应的改变。常用的瞳孔反应检查有以下四种。

（一）直接光反应检查

令患者双眼向前注视，检查者用灯光对着瞳孔照射，注意瞳孔的反应，同时进行双侧比较，注意其对光反应的速度和程度。正常瞳孔在强光刺激下立即缩小，并能保持片刻，再稍放大些，两侧反应的速度和程度应是完全相同的，如反应迟钝或反应消失，则属于病态。

（二）间接光反应检查

令患者双眼向前注视，检查者用灯光照射一侧瞳孔，而注意对侧瞳孔的变化。在正常情况下，当光照射一侧瞳孔时，对侧瞳孔应同时缩小。如一眼失明，另一眼正常，失明眼瞳孔的直接光反应消失，而间接光反应则仍然存在；在正常眼，则瞳孔的直接光反应存在，而间接光反应消失。

（三）调节反应（或称辐辏反应）检查

检查者伸出一手指于患者的前正方，注意患者在注视由远而近移至其眼前的手指时所发生的瞳孔变化。在正常情况下，当手指移近至眼前时，患者双眼向内移动，同时两侧瞳孔也随之缩小。

（四）相对性传入性瞳孔障碍

相对性传入性瞳孔障碍亦称 Marcus-Gunn 瞳孔。一眼传入性瞳孔障碍时，用手电筒照射健眼，双眼瞳孔缩小，随即迅速移动手电筒照射患眼，见患眼瞳孔不但不缩小，反而扩大。

十、晶状体

检查晶状体时，最好充分散大瞳孔，注意晶状体表面有无色素，质地是否透明，位置是否正常（脱位或半脱位）以及晶状体是否存在等。

晶状体表面色素附着，如伴有虹膜后粘连或机化膜组织，是为虹膜、睫状体炎症的后果。晶状体囊膜下的棕黄色色素颗粒沉着，为眼内铁锈症的表现；前后囊下皮质及后囊表面呈现黄色细点状沉着物，则为眼内铜锈症的表现。在晶状体中央区出现的细小孤立的色素沉着，不伴有机化组织及虹膜后粘连，一般属于先天性色素沉着的范畴。

晶状体失去其透明性而出现混浊时，称为白内障，瞳孔区域呈灰白色调。临床上，根据混浊的形态和部位、发病原因、发展过程，可将白内障分为各种类型和各种时期。

晶状体是否完全混浊，可通过虹膜投影检查法以确定之。用聚光电筒以45°角斜射于瞳孔缘上，如晶状体尚未全部混浊而有部分透明皮质，则可在瞳孔区内见到由虹膜投射的半月形阴影；如晶状体已全部混浊，则投影检查为阴性。

晶状体是由悬韧带与睫状体发生联系而被固定在正常的位置上。正常位置发生改变时，称为晶状体脱位。

晶状体缺如称为无晶状体状态，可以是先天性或外伤性（由于囊膜破裂，导致晶状体的吸收），或为手术摘除的结果。

无晶状体的眼球，可见前房变深、虹膜震颤、眼底结构比正常显得缩小（因晶状体的放大作用已不存在）。

通过裂隙灯显微镜检查，可更精确和细致地观察晶状体的病变。

十一、玻璃体

正常玻璃是透明的，当积脓或有肿瘤侵入时，可引以起黄光反射；当有炎症、积血时可见玻璃体混浊，有时呈大片絮状，或机化组织。通过直接检眼镜转盘上的 +8 ~ +20 屈光度的透镜，常可在玻璃体内发现各种形状的混浊物，或闪辉性结晶体。混浊物可随眼球的转动而摆动。较精确的玻璃体检查，需用裂隙灯显微镜来进行。后部的玻璃体，需用前置镜或三面棱镜进行检查。

十二、眼底

眼底检查在眼科中占有极其重要的地位。它的意义不仅限于对眼底病的诊断，还在于对全身疾病提供有价值的线索。临床上采用的检眼镜可分为直接和间接两种。

检查眼底的顺序通常是先查视神经乳头，然后查黄斑和其他部位。先让患者朝正前略偏内上方注视，以便先查视盘，然后将检眼镜光源稍向颞侧移动（约2个多乳头距离），或嘱患者正对光注视，以便窥视黄斑，最后将光源向眼各个不同部位移动，逐一检查，同时让患者眼球亦朝各相应方向转动，以事配合。

眼底病变的描述和记录：通常将眼底分为后极部和周边部；后者又可分为外（颞）上、外（颞）、外（颞）下、内（鼻）上、内（鼻）、内（鼻）下六个不同方位。或用时钟方位表达之。此外，亦可将病变部位与视神经乳头、黄斑或血管的位置和方向的关系记录下来。病变的大小和距离视盘的远近，通常是以视盘的直径（PD）为衡量单位。对于病变的隆起或凹陷程度，一般以屈光度数（D）表示之（3个屈光度约等于1 mm）。比较简便明了的记录方法是将病变描绘在眼底示意图上。

（一）视神经乳头

视神经乳头要注意其大小、颜色、形状，边缘是否清晰、是否凹陷或隆起。正常视盘边缘整齐，颜色淡橘红色（颞侧常较鼻侧淡些）。视盘呈圆形或椭圆形，直径约1.5 mm（也称为盘，用D表示），中央有一漏斗状凹陷，颜色较淡，是为生理性凹陷（也称为杯，用C表示），视盘杯盘的比值（C/D），是估测生理凹陷是否增大的常用指标，在青光眼的诊治中尤为重要。在凹陷底部有时可见灰暗斑点，代表视神经纤维通过巩膜筛板的小筛值（C/D），是估测生理凹陷是否增大的常用指标，在青光眼的诊治中尤为重要。在凹陷底部有时可见灰暗斑点，代表视神经纤维通过巩膜筛板的小筛孔。生理凹陷的大小与深度，各人不一；在正常情况下，凹陷范围一般不超过1/2视盘直径（C/D = 0.5），且两侧相似（两侧差异一般在0.2以内），否则为病理性凹陷。凹陷的扩大与加深常与眼压增高（青光眼）有关。在视盘颞侧边界有时可见色素或巩膜弧形斑。有时尚可在视盘附近的视网膜上见有羽毛状或火焰状的白色不透明组织，将部分视网膜血管遮盖，为有髓鞘神经纤维束（在一般情况下，眼底上视神经纤维是无髓鞘的，因此是透明的），为先天异常，常不影响视力。若视盘边界模糊、隆起，应考虑颅内压增高所致的视盘水肿或视盘炎、缺血性视盘病变，如色泽苍白，为视神经萎缩。

检查视网膜中央血管时，应注意血管的粗细、弯曲度、动静脉管径的比例、动脉管壁的反光程度，以及视盘处的动脉有否搏动现象。视网膜中央动脉从视盘进入眼底时，分为上下两主支，然后又分成颞上、颞下、鼻上、鼻下四大分支，最后分成很多小支，分布于视网膜各部位，但所有动脉分支间均无吻合，属于终末动脉结构。中央静脉与动脉伴行，命名亦同。有时在视盘黄斑区之间，可见一小支视网膜睫状动脉，形如手杖，由视盘颞侧缘穿出，系来自睫状血管系统，不与视网膜中央血管发生联系。在视网膜中央动脉阻塞的情况下，视网膜睫状动脉供血区可不受血流中断的影响。

正常动静脉比例约为2：3，动脉管径略细，色鲜红；静脉稍粗，色暗红。动脉管壁表面可呈现条状反光。近视盘处有时可见到静脉搏动，一般属生理现象，如有动脉搏动，必然是病理性的，可以是高眼压（青光眼）的表现。

（二）黄斑区

黄斑区应注意有无水肿、渗出、出血、色素改变及瘢痕等情况。黄斑区是一个圆形区域，约一个视盘大小，位于视盘颞侧略偏下，距离视盘约2～2.5 PD（3～3.5 mm），具有敏锐的中心视力。该处无血管，颜色较其他部位略暗，周围可有一不很明显的反光晕轮（小儿较为明显）。黄斑区中心可见一亮点，为中心凹反光。

（三）视网膜

视网膜应注意有无出血、渗出、隆起等。正常视网膜呈弥漫性橘红色，是脉络膜毛细血管内血流透过色素层和透明的视网膜反射所致。色素上皮层色素的多寡与眼底所显示出的色调有密切的关系。色素多者，眼底反光较暗；色素少者，眼底反光比较明亮。所谓豹纹状眼底，是由于脉络膜色素较多，充实于血管间隙内，使红色脉络膜血管受反衬而更清晰可辨，状似豹皮样花纹，故得其名。白化病患者由于缺乏色素，眼底反光呈红色。儿童的眼底，光反射较强，形态上易与视网膜水肿相混淆，应注意鉴别。

第二节　视功能检查

一、视力

视力即视觉敏锐度，又称中心视力，是指黄斑部中心凹的视功能，是人眼对外界相邻两点的分辨能力。视力检查，分远视力与近视力检查，前者是辨别远距离最小视标的能力，后者是辨别近距离视标的能力，反映了眼的调节功能。远、近视力检查，对于了解眼的功能和大致的屈光状态具有重要的临床意义。

（一）视力表的种类及视力的表示方法

常用的视力表有国际标准视力表、对数视力表。国际标准视力表常用小数记录法、分数记录法表示视力，这种视力表存在着视标增进率不均，以及视力统计不科学的特点。对数视力表是我国缪天荣设计，以3画等长的E字作为标准视标，视标阶梯按倍数递增，视力计算按数字级数递减，相邻2行视标大小之比恒比为1.26倍，这种对数视力表采用的5分记录法。视力值分别为4.0、4.1、4.9、5.0、5.1、5.2、5.3。

（二）视力检查法

1. 远视力检查

（1）注意事项：将视力表挂在日光灯照明或自然光线充足的墙壁上，检查距离为5 m，表上第1.0行视标与被检眼向前平视时高度大致相等。检查时两眼分别进行，先查右眼后查左眼；检查一侧眼时，以遮眼板将另一侧眼遮住。但注意勿压迫眼球。如戴镜者先查裸眼视力，再查戴镜视力。

（2）检查方法：嘱被检查者辨别视标的缺口方向，自视标0.1顺序而下，至患者不能辨认为止，记录其能看清最下一行的视力结果。正常视力为 1.0 以上，不足 1.0 者为非正常视力。

若被检查者在 5 m 处不能辨明 0.1 视标时，则嘱被检查者逐渐向视力表移近，至恰能辨清为止，按公式：视力 = 被检查者与视力表距离 (m)/5 m × 0.1 计算。如被检查者在 4 m 处看清 0.1，则视力为 4/5 × 0.1 = 0.08。

若在 0.5 m 处不能辨别 0.1 时，则嘱被检查者背窗而坐，检查者置手指于被检眼前，由近至远，嘱患者辨认手指的数目，记录其能够辨认指数的最远距离，如数指 /30 cm。若在最近处仍无法辨别指数，则改为检查眼前手动，记录其眼前手动的最远距离。若手动也不能辨别，则在眼前以灯光照射，检查被检眼有无光感，如无光感则记录视力为无光感。

有光感者，为进一步了解视网膜功能，尚须检查光定位，方法是嘱被检者注视正前方，在眼前 1 m 远处，分别将烛光置于正前上、中、下，颞侧上、中、下，鼻侧上、中、下共 9 个方向，嘱被检者指出烛光的方向，并记录之，能辨明者记"+"，不能辨出者记"-"。

（3）标准对数视力表：对数视力表检查方法与国际视力表相同。如在 5 m 处仅能辨认第 1 行视标者，记为 4.0；辨认第 2 行者，记为 4.1……辨认第 11 行者，记为 5.0；5.0 及 5.0 以上为正常视力，表中共 14 行视标，最佳视力为 5.3。记录时，将被检眼所看到的最小一行视标的视力按 5 分记录法记录。

2. 近视力检查

常用的为标准近视力表。检查时需在自然光线充足或灯光下进行。将标准近视力表置受检眼前，距离 30 cm，两眼分别进行检查，由上而下，若能辨别 1.0 以上，则该眼近视力正常；若不能辨别者，可以调整其距离，至看清为止，然后将视力与距离分别记录，如 0.8/25 cm、0.2/35 cm 等。

二、视野

当一眼向前方注视一目标时，除了看清这个注视目标处，同时还能看到周围一定范围内的物体，这个空间范围叫作视野。视野分中心视野及周边视野两种，黄斑中央周围 30° 以内的范围称为中心视野，30° 以外的范围称为周边视野。它反映黄斑部以外整个视网膜的功能。临床上视野检查对于许多眼病及某些视觉传导通路疾病的诊断有重要意义。

正常单眼视野的范围：颞侧约 90° 以上，下方约 70°，鼻侧约 65°，上方约 55°。各种颜色视野范围并不一致，白、蓝、红、绿依次递减 10°。两眼同时注视时，大部分视野是互相重叠的。在中心视野里有一生理盲点，是视盘投射在视野上所表现的一个暗点，位于注视点颞侧 15° 处，呈竖椭圆形，垂直径 7.5°，横径 5.5°。除生理盲点外出现任何其他暗点均为病理性暗点。

检查方法：分动态与静态检查。一般视野检查属动态，是利用运动着的视标测定相等灵敏度的各点，所连之线称等视线，记录视野的周边轮廓。静态检查则是测定一子午线上各点的光灵敏度阈值，连成曲线以得出视野缺损的深度概念。

（一）对比视野检查法

本方法简单易行，但准确性较差。受检者与检查者相对而坐，距离约 1 m，双方眼睛维持在同一高度；如检查右眼，则遮盖被检查者左眼和检查者右眼，另一眼互相注视，固定不动；检查者伸出手指于两人之间假定的平面上，从上下左右各方位的周边逐渐向中心移动，嘱受检者觉察到手指时即告知，比较受检者与检查者的视野：如双方同时察觉，则受检者视野大致正常，如检查者已察觉到而受检者没有察觉，则受检者视野缩小。以同样方法检查左眼。

（二）周边视野计检查法

1. 弧形视野计检查法

属动态检查。检查者嘱受检者下颌搁在下颌架上，调节下颌托，使受检眼与视野计中央在同一水平上，并注视固定点不动，另一眼严密遮盖。视野计为 180° 的弧形，半径为 330 mm，选用适宜的视标，检查者将视标由周边向中央慢慢移动，当患者初见视标时即将弧度数记于视野图纸上；旋转弧板，以同样方法检查（正常每隔 30° 查 1 次，共 12 次）；如需结合做颜色视野，方法同上，以正确辨别视标颜色为准。将视野图纸上所记录的各点以线连接，即得出受检眼的视野范围，同时记录视标的大小、颜色及光线的强弱。一般常检查白色及红色视野。

2. Goldmann 视野计

背景为半径 330 mm 的半球，用 6 个可随意选用的不同大小光点做视标，光点的亮度可以调节，可用来做动态与静态检查。

（三）中心视野检查

1. 平面视野计检查

用平面视野计可检查中心视野。

2. 小方格表法

小方格发表用以检查中心视野，特别是检查黄斑部早期病变的一种精确方法。检查距离为 30 cm，检查前不应扩瞳或做眼底检查。检查时应询问被检者，能否看清整个表，有些小方格是否感到似有纱幕遮盖，线条是否变色、变形（弯曲或粗细不匀），小方格是否正方形，是否变大变小。并让被检者直接在小格上用铅笔描出弯曲变形的形态，借以判断视网膜黄斑部有无病变及其大致的范围。

（四）自动化视野计检查法

电脑控制的静态定量视野计，有针对青光眼、黄斑疾病、神经疾病的特殊检查程序，能自动监控受试者注视的情况，能对多次随诊的视野进行统计学分析，提示视野缺损是改善还是恶化。

三、色觉

凡不能准确辨别各种颜色者为色觉障碍。表明视锥细胞功能有缺陷。色觉障碍是一种性连锁遗传的先天异常；也有发生于某些神经、视网膜疾病者，后者称获得性色觉障碍。

临床上按色觉障碍的程度不同，可分为色盲与色弱。颜色完全丧失辨别能力的，称色盲；对颜色辨别能力减弱的，称色弱。色盲中以红绿色盲较为多见，蓝色盲及全色盲较少见。

检查色觉最常用的方法是用假同色图检查。

四、光觉

光觉是视器辨别各种不同光亮度的能力。明适应是当人眼从暗处进入明处时，极为短暂的适应过程。当人眼从明处进入暗处，最初一无所见，等待片刻后才能看到周围的一些物体，这个适应过程是视杆细胞内的感光色素视紫红质复原的过程，称为暗适应。暗适应的快慢主要反应视网膜视杆细胞的功能。视紫红质复原的过程需要维生素 A 才能合成，当维生素 A 缺乏时，视杆细胞的作用减弱，至暗处看不见物体，称为夜盲。

暗适应与夜间或黄昏时的弱光下视力直接有关。暗适应能力减退或障碍的人，弱光下视力极差，行动困难，使得夜间工作受到影响甚至无法进行。因此暗适应检查，在临床上具有重要的意义。

五、立体视觉

立体视觉又称深度觉，是用眼来辨别物体的空间方位、深度、凸凹等相对位置的能力。立体视觉一般须以双眼单视为基础。对于高空作业等许多工作，尤其对飞行员来讲，深度觉是重要的项目之一。

检查用同视机、哈一多深度计检查或立体视图法。

第三节　眼位检查

测量眼位方法很多，下面介绍常用的一般检查法和常用的现代检查法。

一、假性斜视

外观上有斜视感，实际上并无斜视，这就是通常说的假性斜视。假性斜视出现于下面几种情况。

1. 假性内斜视

（1）乳幼儿鼻根部扁平，使两眼内眼角之间距离增大，在睑裂的鼻侧看不到白色巩膜。

（2）有内眦赘皮。

（3）瞳孔距离非常小；有大的阴性 γ 角。

2. 假性外斜视

（1）瞳孔距离非常大。

（2）有大的阳性 γ 角。

（3）外眼角狭窄时，鼻根部过窄。

（4）眼球突出。

（5）病理的黄斑部偏位，或先天性黄斑部偏位。

3. 假性上斜视

左右睑裂不等，颜面两侧不对称。

二、γ 角及其测量

眼球的解剖学与几何光学之间有某些微小的不一致，因而出现了 γ 角的问题，见（图 2-1）。①AC-NS 光轴：为眼球前极与眼球后极间的连线（眼轴）的延长。②OF 视线：为注视目标与中心窝的连线。③OR 注视线：注视目标与回旋点的连线。④PD 瞳孔中心线：为通过瞳孔中心，于前额面上角膜中心的垂直线。⑤∠ORA γ 角：光轴与注视线所成的角。⑥∠ONA α 角：光轴与视线所成的角。⑦∠OPD K 角：瞳孔中心线与视线所成的角。临床上测量 γ 角有困难，故以 K 角代替 γ 角。多数情况下注视线在光轴鼻侧，此为阳性 γ 角，如注视线在光轴的颞侧为阴性 γ 角。一般在 5° 以内，如 γ 角超过 ±5° 范围，外观上常显示为假性斜视。测量时常用 K 角代替 γ 角。

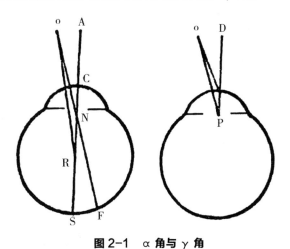

图 2-1 α 角与 γ 角

γ 角的测量方法：①视野计法：患者下颌放在视野计颌台上，被检眼通过视野计弧弓的中心向远方注视，检查者站在视野计背面，将手电光源放在视野弓中心照向被检眼。此时，观察光源反射光点在角膜上位置进行判断，如反射光点在瞳孔中心颞侧为计弧弓上移动光源位置的度数为 γ 角的度数，若 γ 不大，用此法检查不够准确。②正切尺检查法：将患者下颌固定于颌台上或头部端正不动，令患者注视正切尺中心光源。如角膜反射光源不在瞳孔中心时，移动光源至光反射光点正在瞳孔中心，光源在正切尺上所移动度数为了角的度数。③同视机检查法：测量 γ 角要用特殊的画片（图 2-2）。将此画片置于一侧镜筒内，令患者用该眼注视画片的中心处，如此时镜筒的角膜反射光点恰在瞳孔中心，则其 γ 角为 0°；如角膜反射光点在瞳孔中心的颞侧，其 γ 角阴性；如角膜反射光点在瞳孔的鼻侧，其 7 角为阳性。然后令被检者依次注视画片上的字母、数字或图形，直到将其角膜反射点移到瞳孔中心时，记录其相应数字，即表示 7 角度数。其后再测量另一眼 γ 角。

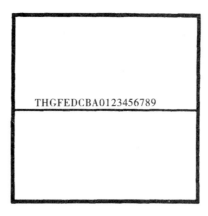

图 2-2　大弱视镜检查 γ 角用画片

　　家兔的 γ 角为 +80°，狗为 +25°，猫为 +13°，人的正视眼 γ 角平均 5°，远视眼稍大，近视眼稍小，并有时为阴性。左右眼 γ 角不完全一致。大的阴性 γ 角的正位眼，很像外斜视，或将有某种程度的内斜视当成正位，大的阴性 γ 角的正位眼很像内斜视，或将某程度的外斜当成正位。

三、角膜反射法

　　检查者坐于被检者对面，于被检者眼前约 33 cm 处，手持一小电灯光源（如于暗室可用检眼镜光源），令患者注视点状光源，注意观察被检眼角膜反射光点的位置。如角膜反射光点位于瞳孔缘处为 10°～15°；位于角膜缘与瞳孔缘中间时为 25°～30°；当位于角膜缘时约为 45° 斜位（图 2-3）。若以角膜弯曲半径为 7 mm 计算，其弯曲面 1 mm 相当于 7°，由角膜中心到角膜缘部距离约 6 mm，如反射光点在角膜缘部为 42°～45° 斜位。

　　本法的优点：对乳幼儿是唯一的他觉斜视度检查法，缺点是角膜面并非完全球面。1 mm 7° 的值不完全正确，同时必须考虑 γ 角的问题，大的 γ 角呈现假的斜视。

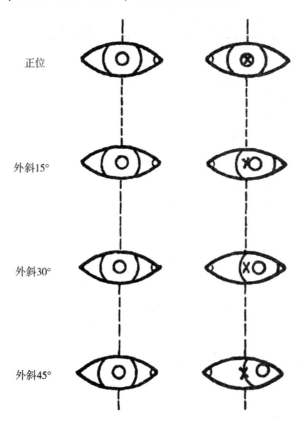

正位

外斜15°

外斜30°

外斜45°

图 2-3　角膜反射法

四、Laurence 斜视尺法

本尺为一个小塑料或铅制成的弧形尺，将弧形端置于下睑缘时弧的弯度恰与下睑缘一致，弧上刻有毫米的标记，其中心为0°，首先将斜视尺的"0"对准角膜缘，然后遮盖健眼，令其用斜视眼注视。此时角膜缘移位的毫米数为偏斜的角度。移位 1 mm 约等于 5° 斜视角（图2-4）。

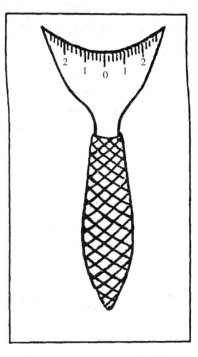

图 2-4　Laurence 氏斜视尺

五、视野计法

斜视眼对准视野计弧弓中心，注视眼通过视野计 0 点延长到 5 m 处的目标（图2-5）用手电或蜡烛光源在视野计由 0 点向左右移动，直到将光源反射光点像恰好投射到角膜中心，此时点状光源在视野计弧弓上的所在度数即为斜视度。检查前须先测量 γ 角，以便从斜视度中予以加减。

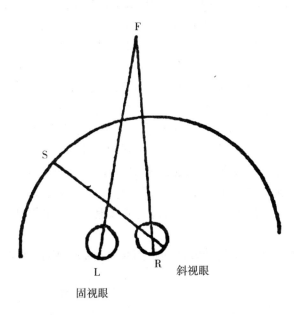

图 2-5　视野计量斜视度法

六、Maddox 小杆加棱镜片法

在一米远距离用 Maddox 小杆加棱镜片，测量各主要注视方向的斜视度，可获得较为准确的数据，对设计麻痹性斜视手术颇为重要。

方法：让患者坐在距离 Maddox 小杆正切尺前一米远处，固定其头位，在患眼前置 Mad-dox 氏小杆，先确定线条光所在位置然后用棱镜片中和。如外直肌麻痹时，出现同侧性线条光。放基底向外的棱镜片，使线条光向内侧移动，棱镜片加至线条光与正切尺中心灯光重合时，该三棱镜度即为其偏斜度。

记录法：右眼外直肌麻痹时的检查结果如下。

上

左	正位	内2△	内15△	右
	正位	内4△	内20△	
	正位	内10△	内22△	

下

又如右眼上直肌麻痹时，其记录方法如下。

上

左	左/右10△ 外4△	左/右12△	左/右20△	右
	左/右3△ 外2△	左/右8△	左/右11△	
	正位	左/右2△	左/右3△	

下

第四节　眼球运动检查

眼球运动检查对斜视的诊断和治疗均有重要意义，通过望诊可查到眼球运动是否受限，眼睑有无下垂，瞳孔的改变以及有无代偿头位等；通过两眼在第一、第二、第三眼位辐辏和开散运动，可判断斜视的类型和性质，用眼电生理检查能较准确地查到每条肌肉的功能状态及查找弱视的原因等。

一、随意运动检查法

（一）眼球运动范围检查法

检查者与被检者面对面端坐，检查者用手电光源做视标，向正面、向左、右、上、下、右上、右下、左上、左下 9 个方向移动。被检者注视光源并做各方向的眼球随意运动，此时观察眼球运动正常与否。两眼运动正常范围：眼球外转时角膜外缘达到外眦角；眼球内转时瞳孔内缘达到小泪点；上转时角膜下缘达到内外眦角连线（或瞳孔上缘达到上睑缘）；下转时角膜上缘达到内外眦角连线（或者瞳孔下缘达到下睑缘）；辐辏时角膜内缘达到上下泪点连线上。

这种检查方法可粗略判定眼球运动正常与否，适合于幼儿或者不合作的儿童。

（二）注视野检查法

本法是用周边视野计较精确地测得眼球运动范围。首先使患者固定头位，令患者用一眼注视检查者手中 1 cm 直径的白色视标，视标中间写有"注"字（或者用手电筒的灯泡做光源），然后检查者在视野计弧上按 8 个方向移动视标，被检者眼可随视标移动至看不清视标上的字迹，按 8 个方向记录视野弓上的度数。正常者各方向约 50°，然后再检查另一眼。如某一方向度数超过 50°，该作用方向肌肉功能亢进，如某一方向度数小于 50°，该作用方向的肌肉功能减退。一般地说某一方向的度数大于或小于 5°以上有参考价值。

如果将眼球运动用 mm 数表示，平均外转运动距离是 9.3 mm，内转运动距离平均 10.4 mm，1 mm 按 5°计算，易计算出其度数。

（三）牵引试验

由于各种原因眼球运动发生障碍时，眼球运动范围缩小。比如：外直肌纤维化时，眼球内转功能明显减弱，外直肌麻痹时，眼球外转功能不同程度的减弱。用此方法可较好地区别眼球运动障碍属于功能性还是器质性。

牵引试验方法：用1%丁卡因或者2%利多卡因行表面麻醉，也可用2%普鲁卡因行结膜下麻醉。此后用固定镊子挟住近角膜缘处的球结膜，然后令患者注视各方向的目标。检查者可通过牵引时感觉判断眼球运动障碍的程度和性质。有人用牵引试验企图证明斜视术后能否发生复视的主要手段，是不合适的。

牵引试验可做如下疾病的鉴别诊断：

1. 下直肌外伤性不全麻痹和眼眶骨骨折

下直肌外伤性不全麻痹时，无眼球上转受限，眼眶骨骨折时有眼球上转受限。

2. 上斜肌腱鞘综合征和下斜肌不全麻痹

上斜肌腱鞘综合征时，眼球呈内转位，眼球上转运动受限。下斜肌不全麻痹时，眼球呈内转位，但无眼球上转运动受限。

3. Duanes眼球后退综合征

Duanes眼球后退综合征时，用本法检查可发现眼球内转功能明显受限，推测外直肌纤维化改变。

4. 下直肌甲状腺病与上转肌不全麻痹

下直肌的甲状腺病时有眼球上转受限，上转肌不全麻痹时，无眼球上转受限。

二、两眼共同运动检查法

本检查是在两眼开放的状况下，比较两眼协调运动。本法是以两眼转动到极限时两眼球回转眼位之差来确定每条肌肉功能过强或不足。回转眼位检查，可合并使用遮盖法，并要检查第一眼位和两眼各方向的眼球运动有无异常。

（一）共同性和非共同性斜视

当两眼做回转眼位时，不论哪只眼做注视眼和向任何方向注视，其斜视角不发生变化的称共同性。当两眼做回转眼位时，其向各方向注视眼位，只要变更注视眼，斜视角发生变化的称非共同性。共同性者并不是绝对所在回转眼位时其斜视角完全一致，微小的变化应当看作是正常的。

（二）第一斜视角和第二斜视角

无论是共同性斜视或非共同性斜视，遮盖注视眼（健眼）时，斜视眼的偏斜度为第一斜视角，偏斜眼（麻痹眼）注视时，健眼的偏斜度称为第二斜视角。在非共同性斜视时，根据Hering法则（即在两眼运动时，两眼协同肌所接受的神经冲动和所发生的效果是一致的），麻痹眼注视时，健眼的协同肌所接受的神经冲动明显大于患眼的协同肌，故其功能过强引起第二斜视角大于第一斜视角。比如左眼的外展神经麻痹时，左眼外直肌所接受的神经冲动很弱，左眼外直肌的协同肌－右眼内直肌所接受的神经冲动强于左眼外直肌，故右眼内斜度大于左眼（患眼）内斜度。

（三）功能过强与减弱

当检查两眼回转眼位时，如果发现其斜视角有改变，说明向某一方向作用的肌肉有功能过强或减弱。功能过强常由于其注视眼的拮抗肌作用减弱及另一眼的协同肌作用减弱所引起的继发性改变。明确功能过强或减弱对斜视手术时选择肌肉及手术量是很重要的。

检查时首先用遮盖法观察向哪一个方向注视时垂直偏斜。比如注视右上方或左上方时垂直偏斜最大，是上转肌群（上直肌或下斜肌）的异常。在注视右下方或左下方时，垂直偏斜最大，则是下直肌或上斜肌等下转肌群的异常。

在上、下肌群中要区别直肌和斜肌，看其垂直偏斜度在内转位时大或在外转位时大。若在内转位时垂直偏斜大则上、下斜肌异常，若在外转位时垂直偏斜大则上、下直肌异常（图2-6）。

在第一眼位遮盖右眼，左眼注视，移去遮盖时发现右眼处于上斜状态，若偏斜角小不易发现，再遮盖左眼，此时上斜视的右眼注视注视点从上转位向下移位，可证明右眼上斜，左眼处于下偏斜。

当交替性上隐斜时，两眼被遮盖都出现上转眼位（上斜），不遮盖可控制眼位不出现眼位偏斜。

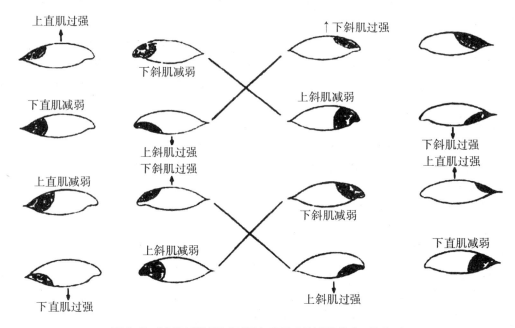

图 2-6　斜肌功能过强或减弱与直肌功能过强或减弱的鉴别

垂直偏斜与垂直肌肉功能过强，可参考下列几种情况鉴别：①水平共同性斜视（内斜视或外斜视）合并垂直偏斜的，多为垂直肌肉功能过强，小部分属于交替性内斜视或交替性外斜视。②突然发生垂直性复视的垂直性偏斜多为垂直肌肉麻痹或者不全麻痹。

当有垂直肌肉麻痹，眼球向麻痹肌肉作用方向转动时，出现功能减弱：①下斜肌麻痹时，眼球运动方向内上不能或明显减退。②下斜肌麻痹时，眼球运动方向内下不能或者减退。

垂直肌肉功能过强：①上斜肌功能过强时，眼球向内下转，其下转功能过强。②上直肌功能过强时，眼球向外上转，其上转功能过强。③下直肌功能过强时，眼球向外下转，其下转功能过强。④下斜肌功能过强时，眼球向内上转，其上转功能过强。

三、异向运动检查法

异向运动有辐辏、开散、上下分离、异向旋转运动等，两眼各向相反方向运动的称为异向运动。

（一）辐辏运动检查

辐辏运动包括如下 4 个因素：①调节性辐辏。②融像性辐辏。③接近性辐辏。④紧张性辐辏。

上述 4 种辐辏因素可单独发生或联合发生，唯有紧张性辐辏是在睡醒后就经常发生。由内直肌紧张而发生，临床上很难测定。

相对性辐辏和调节性辐辏的测定：一般用同视机测量，在同视机两个画片夹中放置融像功能画片，然后令患者向辐辏位移动镜筒至物像变成模糊，此点为相对辐辏近点。此时再借用调节力使物像变清楚。再将镜筒向辐辏位移动至融像画片变为两个，此为调节性辐辏近点，此两种辐辏近点很难分清。

（二）开散运动检查

检查开散运动前，为了消除调节的影响，有屈光异常者戴矫正眼镜。然后距离 5 m 远处放置一目标将基底向内的三棱镜置于一眼前，逐渐增加其度数至 5 m 远处的目标变为两个时的三棱镜度数为视远时开散，再用同样的方法测定近处时（眼前 50 cm 距离）的开散，即融像性开散的终末点。

（三）上下方分离运动检查

其检查方法与辐辏、开散法相同，只是三棱镜的基底方向不同罢了。若检查向上分离运动，三棱镜的基底向下，检查向下分离运动，则三棱镜的基底向上。

（四）异向旋转运动检查

完全矫正被检查者屈光异常后，用同视机检查，用水平线画片，会被检查者将两镜筒调整到消除融像眼位，使其在此位置上使两线发生融像，然后将融像后的水平线外端向下至不能维持融像，此点为外旋转度数，正常者一般3.5°，然后恢复融像后使内端向下至不能维持融像，此处为内旋度，正常者一般7°。

四、眼外肌麻痹与代偿头位

正常情况下，头位倾斜时出现姿势反射，眼球发生旋转，两眼的角度垂直于子午线维持平行，使两眼位于正常垂直体位方向相同。此功能是在眼球上方的上直肌和上斜肌的内旋作用和在眼球下方的下直肌和下斜肌的外旋作用相互调整完成的。比如：头向左侧方向倾斜时，两眼角膜垂直线向左旋转，出现右眼上直肌与上斜肌的内旋作用，和左眼下直肌与下斜肌的外旋作用，以此矫正头向右肩倾斜所致的眼位异常，以维持两眼角膜垂直线的平行。

当眼外肌麻痹时，为了避免复视，可出现一种适应性精神反射现象，从而引起头位异常，称为代偿头位。代偿头位可出现头位倾斜、面部回转、下颌上抬或下收等三种异常现象。

（一）头位偏斜

当右眼的内旋肌群上直肌和上斜肌麻痹时，为了避免复视，出现头向左肩倾斜，左眼上直肌和上斜肌麻痹时，头向右肩倾斜，即内旋肌群麻痹时，头位向对侧（健侧）方向倾斜。当右眼的外旋肌群下直肌和下斜肌麻痹时，头位向右肩倾斜，左眼外旋肌群麻痹时，头位向左肩倾斜（患侧）。

（二）面部回转

右眼外直肌麻痹时，为了避免复视，面向右侧（同侧）回转，两眼向左侧方向转动（对侧），左眼外直肌麻痹时，面向左侧回转，两眼向右侧方向转动，即外转肌群麻痹时，面部向同侧（患侧）回转，两眼向对侧（健侧）转动。当右眼内直肌麻痹时，面部向左侧回转，两眼向右侧转动，左眼内直肌麻痹时，则相反面向右回转，两眼向右侧转动，即内转肌群麻痹时，面部向对侧（健侧）回转，两眼球向同侧（患侧）移动。

（三）下颌上抬或下收

当两眼的上转肌群，即上直肌和下斜肌麻痹时，下颌上抬，两眼的下转肌群麻痹时，下颌下收。

（四）Bielschowsky头位倾斜试验

在一眼上斜肌麻痹时，头位向健侧方向倾斜，以维持两眼角膜垂直子午线平行，避免复视，不出现患眼的垂直偏斜。当检者将患者的头位突然向健侧倾斜时，患眼出现垂直偏斜和复视，此现象称为bielschowsky头位倾斜实验阳性。比如：右眼上斜肌麻痹时，头位向左肩倾斜，此时两眼球向右旋转（右眼外旋与左眼内旋），使两眼球向右旋转是由右眼下直肌和下斜肌、左眼上直肌和上斜肌完成，不必动用右眼麻痹的上斜肌内旋作用，故可保持两眼角膜垂直子午线保持平行，从而避免了复视。

微信扫码
◆ 临床科研
◆ 医学前沿
◆ 临床资讯
◆ 临床笔记

第三章　眼科疾病的常见症状与体征

第一节　眼科常见症状

一、视力障碍

视力障碍为眼科就诊患者的常见主诉，多表现为视力减退、视物变形、视疲劳和先天性视力不良等。

视力分为中心视力和周围视力。视网膜黄斑部注视点的视力称为中心视力；视网膜黄斑部注视点以外的视力称为周围视力。平时所说的视力通常指中心视力，而视野检查是测量周围视力。

（一）视力检查

1. 中心视力检查

中心视力检查包括远视力检查及近视力检查。

2. 远视力检查方法

（1）被检者立于距视力表 5 m 处，或视力表对面 2.5 m 处悬挂一平面镜，患者坐于视力表下，面向镜面进行检查。视力表悬挂高度应使第 5.0 行与被检眼在同一水平线上。

（2）检查时应遮盖一眼，一般应先查右眼，后查左眼。

（3）视力低于 0.1 者，患者向前移动 1 m 距离，视力为 $4/5 \times 0.1 = 0.08$，依此类推。

（4）被检眼距离视力表 1 m 处仍不能辨认最大视标，则视力低于 0.02，应让患者背光而坐，检查者展开手指置于被检眼前，检查能辨认手指的距离，如于 50 cm 处，则记录为数指 /50 cm，若不能辨认手指则查手动，如在 30 cm 处能辨认，则记录为手动 /30 cm，若不见手动则查光感和光定位。

（5）光感和光定位检查应在暗室内进行，一般测量由近及远直到 6 m 为止。然后再测 1 m 远的光定位，将灯光距被检眼前 1 m 处，向上、下、左、右、左上、左下、右上、右下及中央九个方向移动，被检眼视正前方，测定能否辨认光源方向。

3. 近视力检查方法

多采用标准近视力表，有 12 行视标。检查在良好照明下进行，先查右眼后查左眼，正常眼应在 30 cm 处看清第 10 行，近视力为 1.0，不能看清最上一行，则视力为 0.1 或 0.1 不见。检查距离可由患者自己调整，应注明近点距离。如记录为近视力 1.0/30 cm。

（二）临床症状

1. 急性视力减退

急性视力减退指视力可在数小时或数日内急剧较大幅度减退，严重者达眼前指数或光感，单眼者常为眼局部疾病引起，双眼者多为全身疾病引起。常见于：

（1）视网膜中央动脉栓塞。

（2）视神经疾病：缺血性视盘（视盘）病变、视盘（视神经乳头）炎、急性球后视神经炎、视神经外伤、视神经脊髓炎等。

（3）玻璃体与视网膜出血：如视网膜静脉周围炎、视网膜中央静脉血栓形成、眼外伤等。

（4）视网膜脱离。

（5）视中枢病变与功能障碍：如癔症、皮质盲。

（6）全身疾病：高血压、贫血、烟草中毒、头外伤、脑肿瘤等。

（7）急性闭角型青光眼及急性葡萄膜炎等。

（8）角膜炎、角膜溃疡等。

2. 渐进性视力减退

渐进性视力减退呈慢性过程，患者多记不清发病的具体时间和原因。常见于屈光不正、斜视、弱视、慢性眼内炎症、屈光间质浑浊（角膜薄翳、斑翳、虹膜炎后遗症、白内障、玻璃体浑浊）视网膜病变、视神经及视路疾病等。

3. 远视力减退，近视力正常

（1）近视性屈光不正：加镜片可矫正。

（2）调节过度或睫状肌痉挛，引起一时性视力减退，经休息或使用睫状肌麻痹药（如阿托品眼液）后即可改善。

（3）药物性关系：如眼局部滴用毛果芸香碱或全身应用磺胺类药物等，一般停药后即恢复正常视力。

（4）全身性疾病：如部分糖尿病患者、妊娠中毒、马方（Marfan）综合征等，可通过全身检查证实。

4. 眼底正常，近视力差

（1）轻度远视或老视者，验光配镜即可矫正。

（2）扁平角膜：多为先天性眼病。

（3）药物影响：如局部滴用睫状肌麻痹药。

（4）全身因素：包括无晶状体、Adie 瞳孔等。

5. 先天性视力不良

先天性视力不良多为眼发育不全，包括遗传性眼病。其共同特点为眼结构异常，视力低下。

（1）角膜畸形：如圆锥角膜、扁平角膜、先天性小眼球小角膜、大角膜及先天性青光眼等。

（2）虹膜及晶状体异常：包括多瞳症、永存瞳孔膜、无虹膜及虹膜脉络膜缺损，球形晶状体及无晶状体等。

（3）眼底病变：如原发性视网膜色素变性、视网膜劈裂症、遗传性黄斑变性、视盘缺如、视神经萎缩等。

（4）全身病及综合征：如白化病、马方综合征、Leber 综合征等。

二、视觉异常

（一）形觉异常

1. 视物变形症

视物变形症，即所见物体的形状发生改变。病因有散光、无晶状体眼、佩戴高度凸球镜片；视细胞排列扭曲，如中心性浆液性脉络膜视网膜病变、黄斑囊样水肿、视网膜与脉络膜肿瘤、视网膜脱离、后极部玻璃体牵引视网膜前膜及视网膜脱离术后等。

2. 大视症和小视症

（1）大视症：即所见物体比实际大，病因有以下两方面。

①屈光不正佩戴凸球镜片。

②单位面积视细胞增多，如中心性浆液性脉络膜视网膜病变、黄斑囊样水肿、黄斑外伤及出血的后期引起视网膜萎缩。

（2）小视症：即所见物体比实际小，病因有以下三方面。

①近视眼佩戴凹球镜片。

②单位面积视细胞减少，如中心性浆液性脉络膜视网膜病变、黄斑囊样水肿引起的视网膜水肿。

③颞叶皮质病变也有一过性视物变小。

3. 幻视

幻视，即眼前出现虚幻的形象。病因有颞叶肿瘤或精神病。

4. 飞蚊症

飞蚊症，指眼前有飘动的小黑影，尤其看白色明亮的背景时症状更明显。病因有：生理性；玻璃体液化和后脱离；玻璃体变性；炎症和积血；视网膜裂孔。

5. 闪光感

闪光感是一种"内视现象"，指在外界无光刺激的情况下看到闪电样亮光。病因有：①玻璃体对视网膜的牵拉，如玻璃体后脱离、视网膜脱离前驱期或视网膜下猪囊尾蚴病。②视反质病变引起中枢视觉异常。

（二）光觉障碍

1. 夜盲

夜盲，指视力在暗处下降，常见于视杆细胞严重受损。

（1）先天性夜盲：见于视网膜色素变性、白点状视网膜变性、静止型白点状眼底、先天性静止性夜盲、无脉络膜等。

（2）后天性夜盲：

常见病因有以下几方面：

①维生素A缺乏。②青光眼。③屈光间质混浊，如周边部角膜病变、晶状体混浊。④视神经或眼底病变，如视神经萎缩、视神经炎、视网膜脉络膜炎、视网膜脱离、高度近视、视网膜铁质沉着症。⑤与夜盲有关的综合征。

2. 昼盲

昼盲，指视力在亮处下降，常见于视锥细胞严重受损。

（1）先天性昼盲：病因为视锥细胞营养不良、黄斑中心凹发育不良。

（2）获得性昼盲：病因为角膜、晶状体中央混浊；黄斑区病变，如老年黄斑变性、黄斑出血；眼内异物存留；药物中毒，如氯喹视网膜病变。

（三）色觉异常

色觉是视锥细胞对各种颜色的分辨功能。在明亮处，视网膜黄斑中心凹和黄斑部的色觉敏感度最高，离黄斑越远，色觉敏感度越低，与视锥细胞在视网膜的分布一致。物体的颜色决定于物体反射光或投射光的波长。

色调（色彩）指光谱中一定颜色的名称。亮度指某一色彩与白色接近的程度，越近白色越明亮。

解释色觉的学说，目前主要是 Young-Helmholtz 提出的三原色学说。由于视锥细胞的感光色素异常或不全而出现的色觉紊乱称为色觉异常。

1. 分类

色觉异常按病因分为先天性色觉异常和获得性色觉异常。

（1）先天性色觉异常：是性连锁隐性遗传性疾病，视力多良好。可进一步分为一色性色觉（全色盲），二色性色觉（红色盲、绿色盲和青黄色盲）和异常三色性色觉（红色弱、绿色弱和青黄色弱）。

（2）后天性色觉异常：是由于视网膜、脉络膜和视路的任一部分病变或损伤引起的。常伴视力障碍。也可分为红绿色盲和青黄色盲或色弱。一般视神经疾病为红绿色盲或色弱，视网膜和脉络膜疾病为青黄色盲或色弱，严重者可为全色盲。凡从事交通运输、美术、化学、医药专业的工作者必须具备正常的色觉。色觉检查是服兵役、升学、就业前体检的常规项目。白内障患者术前色觉检查可以测定视锥细胞功能，估计术后效果。

2．检查方法

（1）假同色图：也称色盲本。在同一幅色彩图中，既有相同亮度不同颜色的斑点组成的图形或数字，也有不同亮度相同颜色的斑点组成的图形或数字。正常人以颜色来辨认，色觉异常者只能以亮度来辨认。检查在自然光线下进行，检查距离为 0.5 m，一般双眼同时检查，被检查者应在 5 s 内读出图形或数字，按册内规定判断患者为正常或异常，如为异常，可进一步分辨其为全色盲、绿色盲、红色盲、红绿色盲或色弱。

（2）FM-100 色彩试验：由 93 个不同波长的色盘（波长为 455～633 m/μm）固定在 4 个木盒里，可用作色觉异常的分型和定量分析。检查时，嘱被检查者按颜色变化规律，顺序排列色盘，每盒限定 2 min，记录编号并记分、作图。正常眼的图形为接近内圈的圆环形图，色觉异常者在辨色困难的部分图形向外移位呈齿轮状。

（3）法恩斯沃思色相配列试验：法恩斯沃思色相配列试验检查方法基本同上，可测定色觉异常的类型和程度。

（4）Nagel 色觉镜：利用红光与绿光适当混合形成黄光的原理。正常眼，红与绿有一定的匹配关系，红色觉异常者，红多于绿，绿色觉异常者，绿多于红。根据被检查者调配红与绿的比例，可判断各类色觉异常。

3．治疗

先天性色觉异常无治疗方法。获得性色觉异常主要治疗原发疾病。

三、复视和视疲劳

（一）复视

复视是将一个物体看成分开的两个物体的现象。复视可分为单眼复视和双眼复视。

1．单眼复视

（1）病因：常见原因为外伤性晶状体半脱位和各种原因所致的双瞳。

（2）临床表现：①晶状体半脱位：眼球挫伤使晶状体悬韧带部分断裂，致晶状体半脱位，出现单眼复视，在瞳孔区可清晰地看到部分晶状体赤道部，虹膜震颤。②双瞳：虹膜根部切除时过多地切除虹膜，或外伤引起大范围的虹膜根部离断等均可引起双瞳而致单眼复视。

2．双眼复视

（1）病因：炎症性、中毒性、代谢性、血管性、外伤性及肿瘤压迫等因素使一条或多条眼外肌部分或完全麻痹引起麻痹性斜视，从而导致双眼视物成双即复视。

（2）临床表现：①复视：因受累眼肌不同可产生同侧复视和交叉性复视，前者为外转肌（外直肌，上、下斜肌）麻痹时，眼位向鼻侧偏斜，后者为内转肌（内直肌，上、下直肌）麻痹时，眼位向颞侧偏斜。②眼球运动受限：眼球向麻痹肌作用方向运动时明显受限。③代偿性头位：头向麻痹肌作用方向偏斜，以减小复像间距离。遮盖一眼则代偿性头位消失。④眼性眩晕与步态不稳：因复视所致。遮盖一眼时症状消失。⑤斜视角不同：第二斜视角大于第一斜视角。

（二）视疲劳

1．概述

视疲劳是常见眼部症状，并非独立的眼病，是由于眼或全身器质性和功能性因素以及精神因素交织的，错综复杂的以自觉症状为主的综合征。

视疲劳是指近距离工作或阅读容易发生眼睛疲劳现象。持久的用眼在正常人不发生疲劳的程度，而有疲劳者常出现有眼疲劳、视矇、复视、眼困倦、头痛的症状，甚至发生恶心呕吐。通常眼睛视觉活动是下意识的功能，如果视觉器官功能正常和身体精神状态良好，人们可以在无意识控制下完成近距离工作。但是视觉器官或身体有些缺陷，为了能完成近距离的工作，有意识地控制或克服眼睛出现前述的症状，导致眼疲劳、精神紧张被迫停止工作。

2. 病因

（1）眼部因素：①调节性视疲劳：常见于中度以上的远视眼，也常发生在各种屈光不正的散光眼、调节衰弱和紧张者。②肌性眼疲劳：由于眼外肌不平衡所致的眼疲劳，常见于隐斜视、斜视、眼外肌不全麻痹。③集合性视疲劳：集合功能不足或过强都会发生。④症状性视疲劳：是某些眼病或全身性疾病引起的视疲劳。

（2）全身性因素：多数学者认为视疲劳的发生和发展与个人体质及精神心理因素有密切关系。如甲亢、贫血、高血压、低血压、更年期、病后或手术后恢复期、过劳睡眠不足、营养不良等有明显视疲劳症状出现。

（3）环境因素：①照明光线：照明光线引起的视疲劳与光线强度、分布、稳定性、颜色有关系。②工作物或阅读文字的大小、对比度、稳定性、排列的密度等与视疲劳有密切关系。③电脑终端操作者易发生视疲劳。

3. 症状

（1）视觉症状：视力下降、复视、调节功能异常。

（2）感觉症状：眼胀痛，头痛或偏头痛，怕光，眩晕，注意力不易集中，记忆力减退，多汗，心烦，失眠，胃肠功能欠佳。

4. 诊断

（1）问诊：耐心听取视疲劳的发生和发展及诊疗经过。

（2）常规眼部检查及验光。

（3）调节功能检查：近点距离，持续时间，调节时间。

（4）眼外肌功能检查。

（5）体格检查，有无全身性器质性或功能性变化。

（6）环境调查：详细了解工作和生活环境。

5. 治疗

（1）矫正眼屈光不正：包括验光以及对原眼镜定性、定量、定轴。

（2）视轴矫正：眼外肌训练，增强融合力，扩大融合范围。

（3）治疗眼病或全身性疾病。

（4）药物治疗：维生素 B、维生素 E、ATP 等。

（5）加强营养，增强体质，参加文体活动，增强体力，消除神经紧张和忧郁。

（6）心理辅导，增强抗病信心与合作，消除恐惧感。

（7）改善不良的工作环境和生活节奏。

四、眼痛

眼部疼痛包括眼睑疼痛、眼球疼痛、眼球后部疼痛及眼眶疼痛。

（一）眼睑疼痛

眼睑疼痛为浅在性，疼痛部位明确，患者主诉确切，较易诊断。

1. 病因

眼睑的急性炎症、理化性与机械性损伤、蚊虫叮咬等。

2. 临床表现

（1）炎症性疼痛：如眼睑单纯疱疹、带状疱疹和睑腺炎均可表现为眼睑疼痛，炎症消退则疼痛缓解。

（2）理化性、机械性损伤性疼痛：包括眼睑皮肤擦伤、裂伤、酸碱烧伤和热灼伤等，疼痛局限且剧烈，并伴有相应皮肤损害。

（3）眼睑皮肤蚊虫叮咬：眼睑皮肤局部疼痛伴肿胀，有蚊虫叮咬史，可查见蚊虫叮咬痕迹。

（二）眼球疼痛

眼球疼痛可表现为磨痛、刺痛、胀痛等多种形式，常合并有头痛。

1. 病因

（1）急性炎症引起眼球疼痛：如角膜炎、巩膜炎、急性虹膜睫状体炎和眼内炎等。

（2）急性眼压升高引起眼球疼痛：如急性闭角型青光眼。

（3）眼外伤引起眼球疼痛：如角膜异物伤、角膜擦伤、眼球穿孔伤及角、结膜热灼伤与化学烧伤等。

2. 临床表现

（1）炎症性眼痛：起病急，表现为磨痛、刺痛或胀痛，同时伴有畏光、流泪和眼睑痉挛等症状。

①角膜炎：主要表现为刺痛或磨痛，疼痛的程度因感染性质不同而不同。如铜绿假单胞菌性角膜溃疡，疼痛剧烈；真菌性角膜炎则疼痛相对较轻；而病毒性角膜炎因病变区感觉神经不同程度麻痹，疼痛也相应较轻。

②球筋膜炎：为磨痛，局限于眼球的一侧，随眼球转动而疼痛加重。

③巩膜外层炎：疼痛局限于病变区，有明显压痛及轻度刺激症状。

④巩膜炎：包括前巩膜炎、后巩膜炎和坏死性巩膜炎。前巩膜炎时眼部疼痛剧烈，有刺激症状，因病变位于直肌附着处，疼痛随眼球转动而加剧。后巩膜炎时眼痛剧烈，伴有球结膜水肿、眼球突出、眼球运动受限及复视。

⑤急性虹膜睫状体炎：眼球胀痛，触之疼痛加剧，伴同侧头痛，视力剧降，睫状充血，房水混浊，角膜后沉着物及瞳孔缩小、不规则、闭锁或膜闭。

⑥眼内炎：剧烈眼痛、头痛，视力剧降或失明。角膜水肿、前房闪辉强阳性及前房积脓。眼压升高，虹膜膨隆，玻璃体混浊。玻璃体积脓时瞳孔区呈黄光反射。炎症继续发展可发生全眼球炎及急性化脓性眶蜂窝组织炎。

（2）高眼压性眼痛：原发性急性闭角型青光眼、睫状环阻塞性青光眼和某些继发性青光眼均可引起剧烈眼痛，伴头痛、恶心、呕吐，严重疼痛时，患者有眼球欲脱出之感。视力骤降，睫状充血，角膜雾状混浊，前房浅，眼压常在 5.33 kPa 以上。

（3）外伤性眼痛：①角膜上皮损伤：角膜擦伤、异物伤，紫外线及各种化学物质均可致角膜上皮损伤，引起磨痛或刺痛，且随眼球转动而加剧，同时伴有畏光、流泪、眼睑痉挛等症状。②眼球挫伤：挫伤引起的外伤性虹膜睫状体炎可致眼球胀痛；挫伤引起的前房积血、房角后退、晶状体脱位与外伤性白内障均可因继发性青光眼而致眼球胀痛；严重的挫伤引起的眼球破裂伤，因破裂部位多位于角巩膜缘，损伤角膜、虹膜和睫状体而致眼球刺痛。③眼球穿孔伤：伤口多位于眼前部的角膜与巩膜，角膜与虹膜，睫状体受损而致眼球刺痛，同时伴有眼内容物脱出、出血及视力障碍。早期因伤口而痛，晚期则多因继发性炎症而痛。④屈光性疼痛：未矫正的远视、散光、双眼屈光参差太大均可引起眼球、眼眶及眉弓部胀痛。这种因视疲劳引起的疼痛可通过合理矫正屈光不正、适当休息而缓解。

（三）眼球后疼痛

眼的感觉神经睫状神经节受损可引起眼球后部的刺痛和牵拉痛。

1. 病因

常见原因为急性球后炎症、出血、外伤及某些全身性疾病。

2. 临床表现

（1）急性炎症性疼痛：包括急性球后视神经炎、眶尖部邻近组织炎症性病灶，如鼻旁窦炎、眼带状疱疹。

①急性球后视神经炎：眶内段视神经急性水肿可引起眼眶深部牵引痛和压迫感，尤其是眼球运动时疼痛加剧，同时伴有视力显著下降。②蝶窦炎：因蝶窦位于眶尖部，急性炎症时可出现球后疼痛，此种疼痛多与眼球运动无关，而压迫眼球时疼痛加剧。③眶尖骨膜炎：本病多继发于鼻旁窦炎，眼球后部胀痛，压迫眼球疼痛加剧，眼睑、球结膜水肿，伴有眶上裂综合征，引起动眼神经、滑车神经和外展神经麻痹，眼神经分布区感觉减退或丧失。若视神经受压或炎症浸润可引起眶尖综合征，而导致不同程度的视力减

退。④眼带状疱疹：带状疱疹累及睫状神经节时引起球后疼痛，皮肤出现疱疹前数日即可发生。尤其是老年人可因带状疱疹而致难以忍受的球后剧痛。

（2）外伤性球后疼痛：眶部及颅脑外伤均可致眶尖部组织出血，水肿而出现球后疼痛，甚至可致眼球前突、运动障碍及视力减退。

五、流泪与溢泪

流泪是泪腺反应性分泌增加以致泪液流到眼外，见于内翻倒睫、结膜炎、角膜炎、虹膜睫状体炎，也见于角结膜异物或眼球各种损伤，甲亢、先天性青光眼和屈光不正者也常有流泪。溢泪是泪液的排出通路引流不畅以致泪液流到眼外，见于泪小点异常，包括泪小点外翻、狭窄、闭塞或缺如；泪小管至鼻泪管狭窄或阻塞，包括先天性闭锁、炎症、肿瘤、外伤和异物；其他原因，如鼻阻塞等。

六、畏光

畏光是眼球对光线照射不能耐受的一种现象。包括生理性保护反应和病理性反应，这里仅介绍病理状态下的畏光。

（一）病因

常见原因有眼前部急性炎症，包括机械性、物理性和化学性等因素所致的眼外伤以及各种原因引起的瞳孔散大。

（二）临床表现

1. 炎症性畏光

因细菌、病毒或真菌等病原体引起角膜、虹膜与睫状体的炎症，均有明显的畏光症状。角膜炎时除畏光外还有疼痛、流泪、睫状充血、角膜混浊或溃疡形成等。虹膜睫状体炎时除畏光外，还有疼痛、流泪、房水混浊、角膜后沉着物、虹膜后粘连和晶状体前囊色素沉着等，并伴有视力下降。

2. 眼外伤

眼外伤主要是角膜、虹膜睫状体的外伤。角膜上皮擦伤、破裂伤、异物伤、热灼伤、电光性眼炎和刺激性毒气伤，除有明显畏光外，尚有角膜损害表现；外伤性虹膜睫状体炎、外伤性无虹膜、外伤性瞳孔散大等除明显畏光外，还有虹膜睫状体损害表现。

3. 瞳孔散大

瞳孔散大包括药物性、外伤性和青光眼性瞳孔散大。除具有畏光外，还有视力减退，调节减弱或麻痹，青光眼者还表现为剧烈头痛、眼痛、流泪、视力障碍以及恶心、呕吐等症状。

七、异物感或不适感

角结膜异物、炎症，角膜上皮缺损常有异物感。干眼症可有黏液性丝状分泌物伴眼部摩擦沙粒异物感。

八、分泌物

细菌性结膜炎的分泌物呈浆液性、黏液性和脓性。病毒性结膜炎的分泌物呈水样或浆液性。过敏性结膜炎或干眼症分泌物常呈黏稠丝状。黏丝状分泌物合并眼角糜烂见于眦部睑缘炎。白色泡沫样分泌物则是由于干燥杆菌感染引起。

九、红眼症

红眼症常见于急性炎症，可为结膜充血、睫状充血或混合充血，应鉴别结膜炎、角膜炎、巩膜炎、虹睫炎和青光眼。结膜下出血可由外伤引起或由老年人毛细血管脆性增加所致。

第二节　眼科常见体征

一、眼部充血

根据充血部位不同，可将眼部充血分为眼睑充血和眼球充血。

（一）眼睑充血

1. 病因

常见的原因为眼睑急性炎症、挫伤、热灼伤及化学伤等。

2. 临床表现

（1）弥漫性充血：充血范围广泛且境界不清，有明显的包块或硬结，如急性睑腺炎、眼睑皮肤热灼伤、化学伤、虫咬伤等。

（2）局限性充血：颜色鲜红，表面光滑，常伴有眼睑肿胀和压痛，如睑腺炎早期、眼睑皮肤丹毒。

（3）眶周充血：眶内急性炎症可引起眶周的炎性浸润，表现为眼睑充血、肿胀、压痛，球结膜充血、水肿、眼球运动受限等。

（二）眼球充血

1. 病因

眼前节急性炎症、眼内压升高、眼外伤和某些急性热性疾病等均可致眼球充血。

2. 临床表现

（1）结膜充血：为球结膜血管充血。颜色鲜红，越靠近穹隆部充血越明显，充血的血管表浅，清晰可见，且可随结膜移动，1‰肾上腺素滴眼，充血消失。由急性结膜炎所致者常伴有大量分泌物。

（2）睫状充血：为角膜缘血管网充血。颜色暗红，越靠近角膜缘充血越明显，充血的血管深在，呈毛刷状，不随结膜移动，1‰肾上腺素滴眼，充血不消失。常由角膜炎、虹膜睫状体炎、急性眼压升高等所致。

（3）混合性充血：为结膜充血、睫状充血并存。常为浅层与深层炎症并存或浅层炎症波及深层所致。

二、眼前部出血

根据出血部位不同，可将眼前部出血分为眼睑出血、球结膜下出血和眶内出血。

（一）眼睑出血

1. 病因

眼睑外伤、眼眶与颅底骨折、产伤、胸腹部挤压伤以及出血性疾病等。

2. 临床表现

（1）眼睑局部损伤性出血：出血早期颜色鲜红，部位局限，伴有局部水肿。大量出血可越过正中线到达对侧眼睑，出血呈不规则的斑块状，并向周围扩散。

（2）眼睑以外组织损伤性出血：眶壁、眶尖、颅底等损伤所致的出血可渗透扩散至眼睑，形成暗红色弥漫性出血。

（3）其他疾病引起的眼睑出血：如血小板减少性紫癜、过敏性紫癜、胸腹部挤压综合征引起的眼睑出血多为点状、片状，且多伴有全身其他部位出血。

（二）眶内出血

1. 病因

严重的颅脑损伤、眶尖部损伤和某些医源性损伤，如球后注射、球后针刺等。

2. 临床表现

眼睑弥漫性出血呈青紫色，同时伴有眼睑水肿、球结膜下出血、眼球突出及眼球运动受限。

（三）球结膜下出血

1．病因

球结膜下出血主要为眼外伤所致，如结膜撕裂伤、眼球挫伤。此外，流行性出血性结膜炎、高血压、动脉硬化、流行性出血热、百日咳也可致结膜下出血。

2．临床表现

多数结膜下出血早期较局限，也可弥漫于整个结膜下。早期呈鲜红色。如外伤所致者，可伴有球结膜、角膜、巩膜的损伤，甚至有眼内容物脱出的表现。亦可为全身血管性病变及出血性疾病的并发症。广泛的结膜下出血可能为眶骨、颅底损伤的表现之一。

三、眼前部肿胀

眼前部肿胀包括眼前部组织水肿、血肿和皮下气肿，根据其发生部位可分为眼睑肿胀和球结膜肿胀。

（一）眼睑肿胀

1．病因

常见原因为眼睑的急性炎症、外伤、过敏。此外，某些全身性疾病如肾炎、营养不良、甲状腺功能低下、百日咳等也可引起眼睑肿胀。

2．临床表现

（1）眼睑水肿：表现眼睑皮肤变厚，皱纹消失，表面光亮。上下眼睑均水肿者睑裂闭合，不能睁眼。由炎症所致者，常合并有局部充血、疼痛及压痛；过敏所致者，虽有明显红肿，但无疼痛及压痛，而有明显的刺痒；全身性疾病引起者，多为双侧对称性，且与体位有关，同时还具有某种全身性疾病的特征性改变。

（2）眼睑血肿：多发生于皮下。少量出血引起局限性肿胀，呈青紫色；大量出血可致眼睑高度肿胀，呈青紫色且有光泽，睑裂闭合，不能睁眼。

（3）眼睑皮下气肿：眼眶部外伤引起筛骨骨折后，用力擤鼻或打喷嚏时，气体进入眼睑皮下所致。皮下气体愈多则皮下气肿愈明显，表现为眼睑肿胀但不充血，表面光滑，压迫肿胀部位可闻及捻发音。

（二）球结膜肿胀

球结膜肿胀包括球结膜水肿及结膜下血肿。

1．病因

急性炎症、外伤、物理性或化学性刺激引起结膜血管的通透性改变；某些血液病或出血性疾病也可引起球结膜肿胀。

2．临床表现

（1）球结膜单纯性水肿：球结膜呈透明或半透明性水肿，可呈局限性水泡状，也可呈弥漫性高度水肿。此类水肿多见于变态反应或某些内眼术后反应。

（2）球结膜充血性水肿：球结膜呈混浊性肿胀，表面充血，附着有分泌物。此类水肿多见于眼前部的急性炎症、化学性或热灼伤等。

（3）球结膜下血肿：见结膜下出血部分。

四、眼睑下垂

眼睑下垂是指上睑下垂，正常人双眼上睑缘对称，遮盖角膜上部不会超过 2 mm，瞳孔暴露。如果上睑缘位置偏下，在向前注视时，上睑缘遮盖角膜超过 2 mm，甚至遮盖瞳孔，称之为睑下垂。可分为先天性和获得性两种。发生于眼科急症中的上睑下垂常继发于其他眼病或全身病。

（一）病因

先天性睑下垂，多因提上睑肌发育不良所致，获得性睑下垂如急性上睑下垂主要由动眼神经或交感神经麻痹、外伤性提上睑肌损伤和眼睑高度水肿、出血和机械性压迫等因素所致。

（二）临床表现

眼睑下垂主要表现为上睑上举受限，睑裂变窄，平视时，上睑缘遮盖角膜超过 1/3 或遮盖上半部及部分瞳孔，引起不同程度的视力障碍。

1. 神经源性上睑下垂

神经源性上睑下垂由动眼神经和交感神经急性损伤所致。

（1）动眼神经麻痹：动眼神经麻痹时，它所支配的提上睑肌无力而出现明显的上睑下垂。除睑裂明显变小外，同时伴有眼球运动异常。如为单眼受累，双侧睑裂不等大。临床上常见的有眶尖综合征、眶上裂综合征。

（2）交感神经麻痹：交感神经麻痹时，它所支配的 Muller 肌无力，可表现轻度上睑下垂，同时伴有眼球内陷，瞳孔缩小等 Horner 综合征的临床表现。

2. 机械性上睑下垂

机械性上睑下垂主要是由于眼睑肿胀、肿物压迫或过多的脂肪堆积等使上睑重量增加，提上睑肌不能把上睑充分提起，而表现为不同程度的上睑下垂。一旦解除病因，下垂的上睑可恢复正常。

3. 肌源性上睑下垂

重症肌无力时，可表现为单侧或双侧上睑下垂。其特点为晨起较轻，夜晚较重，注射新斯的明后上睑下垂明显减轻或消失。

五、眼球突出

眼球突出可为眼部疾病的一种表现，也可为全身病的一种眼部体征；可一眼发病，也可双眼同时发病。眼球突出包括炎症性、眶内血管性、外伤性及全身病性等四大类型。

（一）炎症性眼球突出

1. 病因

炎症性眼球突出是由眶内与眶周组织的炎症所致。如眶蜂窝组织炎、眶骨膜炎等。

2. 临床表现

（1）眶蜂窝组织炎：眼球突出为其主要体征，伴有眼睑和球结膜充血、水肿，眶压增高，眼肌受累而致眼球运动受限。炎症累及视神经者引起视神经炎而使视力明显减退。同时还伴有发热、恶心、呕吐等全身症状。

（2）眶骨膜炎：眼眶骨膜急性炎症时，其炎性渗出物累及眶内组织，可引起眶内某一部位的炎症，使眼球形成不同程度的偏位，导致眼球突出，为非固定性眼球突出。

（二）眶内血管性眼球突出

1. 病因

眶内血管性眼球突出因眼眶内血液循环异常使眶内容增加所致，如海绵窦动静脉瘘、眶内静脉曲张。

2. 临床表现

（1）海绵窦动静脉瘘：多因外伤导致颈内动脉破裂与海绵窦沟通。起病急，患侧凸出的眼球随脉搏而搏动，压迫眼球可减轻眼球突出度，眶部听诊可闻及血管性杂音，眼睑、球结膜高度水肿，可见视盘水肿、视网膜静脉迂曲及出血。颈动脉血管造影可显示颈动脉、海绵窦的异常通路。

（2）眶内静脉曲张：因眶内静脉曲张使眶内容增加而致患侧眼球前突。临床表现为发作性眼球突出，常在低头、用力时眼球突出加剧。发作时上睑下垂、肿胀，球结膜充血、水肿，视网膜静脉曲张，视盘水肿等，发作后眼球可恢复原位，上述症状消失。眼眶 CT 扫描可显示眶内静脉呈网状曲张和团块状阴影。

（三）外伤性眼球突出

1. 病因

外伤性眼球突出是因头面部、眶部外伤引起外伤性眶内血肿及眶骨折所致。

2. 临床表现

（1）眶内血肿：多见于眼眶挫伤，眶内出血。发病急，眼球突出程度与眶内血肿的大小有关，常伴有眼睑皮下瘀血及结膜下出血，眶内压增高，眼球运动受限。

（2）眶骨折：多见于眶骨挤压性骨折，使眶内容积缩小或眶底前移，引起眼球突出。眶内组织水肿、出血，眶内压增高，更加剧眼球突出。同时可伴有眼球运动受限及视力下降。重症患者可因视神经严重挫伤或断裂伤而致视力丧失。

（3）挤压性眶尖综合征：因颅底或眶尖部受到挤压伤，引起眼球前突、上睑下垂、复视、眼球运动受限、瞳孔散大及视力下降等。

（四）全身病性眼球突出

1. 病因

全身病性眼球突出多因内分泌功能异常和肿瘤所致。最常见者是甲状腺功能异常。

2. 临床表现

（1）内分泌性眼球突出：主要因甲状腺或垂体的功能异常引起眼球突出。多为双眼同时发病。

①甲状腺性眼球突出：见于甲状腺功能亢进，患者双眼对称性前突，睑裂明显变大，瞬目减少，辐辏减弱，眼肌张力减弱等。同时伴有多汗、心跳加快、基础代谢增高等全身症状。②垂体性眼球突出：亦叫内分泌性眼球突出，为垂体前叶功能亢进所致。表现为高度眼球前突，眼睑闭合困难；同时伴有球结膜水肿、角膜暴露、眼球运动受限及基础代谢增高等。

（2）肿瘤性眼球突出：①绿色瘤：白血病时白血病细胞增殖浸润，可引起眶内占位病变，引起眼球突出，称为绿色瘤。多见于小儿，双侧对称，常伴有颞部膨隆，使面部呈"蛙面"状。若白血病细胞浸润波及视神经，则可致失明。②黄色瘤：以往称韩－薛－柯综合征，曾为组织细胞增生症Ｘ的一种类型，现称朗格汉斯细胞组织细胞增生症（LCH），近年来多认为本症为一免疫性疾病。黄色瘤可能是由于内源或外源性刺激致免疫调节功能紊乱，引起非肿瘤性朗格汉斯细胞增生所致。表现为单眼或双眼眼球突出、尿崩症及颅骨骨质缺损等。

第四章　眼外伤

第一节　眼球穿通伤

一、概述

眼球穿通伤是由于锐器造成的眼球开放性损伤，可同时伴有或不伴有眼内组织的损伤。同一致伤物有进入和穿出眼球壁造成双穿孔的称为眼球贯通伤。外伤的预后取决于伤口的部位、范围、损伤的程度，有无感染、异物，以及治疗是否及时，处理是否得当。

二、诊断思路

（一）病史要点

因致伤物的大小、性质，眼球损伤的部位等不同可有不同的表现。单纯的角膜伤口较小且规则，常会自行闭合，可无症状或者有轻微的角膜刺激症状，若伤口不在瞳孔区视力多不受影响。伤口复杂，损伤重的，临床有明显的眼痛、流泪、刺激症状和视力下降。

（二）眼部检查

小而规则的角膜伤口常会自行闭合。伤口大且不规则，常有虹膜脱出及嵌顿，前房变浅，可伴有晶状体破裂及白内障，或眼后段损伤。伤口波及角巩膜缘常合并有虹膜睫状体、晶状体和玻璃体的损伤，可有眼内组织脱出，眼内出血。小的巩膜伤口多较隐蔽，大的巩膜伤口常伴有眼内组织的脱出及眼内出血等，预后较差。

1. 常规检查

（1）视力检查：单纯的角膜伤口若较小并且规则，无眼内容脱出，伤口自行闭合，若不在瞳孔区多无视力影响。伤口较大且不规则，常有色素组织嵌顿，前房变浅或消失，引起视力严重下降。如伴有晶状体破裂或引起白内障，或同时有眼后段损伤的则视力急剧下降。

（2）裂隙灯显微镜检查：角膜伤口很容易在裂隙灯显微镜下被观察到，较小的巩膜伤口多隐蔽，有时表面仅见结膜下出血。虹膜常有嵌顿及脱出，前房变浅或消失。晶状体破裂或混浊。

（3）眼底检查：有时因眼内出血红光反射消失或屈光介质损伤致眼底不能窥及。

（4）眼压：如伤口小已自行闭合，眼压多正常，较大的伤口多伴有低眼压。

（5）眼部CT检查：了解有无眼内异物及异物在眼内的位置，眼环是否完整。对于屈光介质混浊的外伤眼，还可以了解有无晶状体位置的异常，有无眼后段出血等情况。

2. 其他检查

（1）B型超声检查：了解有无眼内异物，以及眼后段损伤的情况。但是在眼球穿通伤较大时，应慎行B型超声检查，探头对眼球的压力可以加重眼内组织的脱出。

（2）巩膜探查：对于伴有球结膜下出血的外伤眼，因出血不能观察其下巩膜情况的均应行巩膜探查，尤其是直肌下巩膜。

（三）诊断步骤

诊断步骤见（图4-1）。

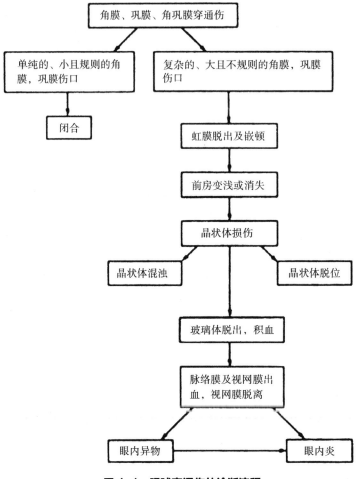

图4-1 眼球穿通伤的诊断流程

（四）鉴别诊断

1. 球结膜下出血

对于有明确外伤史的球结膜下出血都应常规探查积血下的巩膜组织。

2. 眼内炎

单眼不明原因的眼内炎都要常规CT检查排除眼内异物。

3. 白内障

对发展很快的白内障也应排除有隐蔽性贯通伤口的存在。

三、治疗措施

（一）治疗方法

原则：外伤早期及时清创缝合伤口，防治感染和并发症，晚期处理并发症。

小于3 mm且规则的角膜伤口，伤口自行闭合，前房存在，可不予缝合。较大的角膜伤口需手术缝合，达到水密状态。脱出的虹膜组织不超过24 h且较为清洁者，以抗生素溶液冲洗后回纳入眼内；若已有污染，或时间较长者予以切除。脱出的晶状体和玻璃体予以切除。对于角巩膜裂伤的，应先将角巩膜对合后再缝合角膜和巩膜。对于复杂病例，可分次手术。

常规注射破伤风抗毒素，全身应用抗生素及糖皮质激素，局部点滴抗生素眼液，散瞳剂。

（二）治疗流程

治疗流程见（图4-2）。

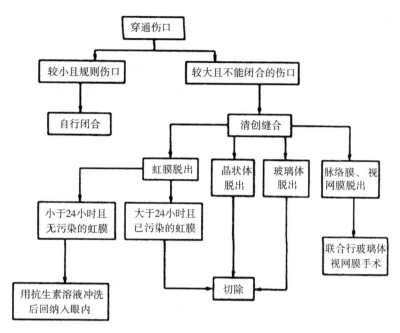

图4-2 眼球穿通伤的治疗流程

（三）常见并发症及处理

1. 角膜水肿

角膜内皮细胞功能受损所致。术中应用黏弹剂，术后应用高渗盐水点眼。眼压升高者，局部滴用降眼压药液或全身应用降眼压药物。

2. 眼内炎

早期散瞳，静脉滴注广谱抗生素及糖皮质激素，配合球结膜下注射，眼内注射。保守治疗2～3d后无明显好转者，应立即施行玻璃体切除手术，术中灌注液里加入一定浓度的抗生素和激素，术后继续全身应用抗生素及糖皮质激素。

3. 外伤性增生性玻璃体视网膜病变

本病由纤维组织增生所致。可行玻璃体手术解除牵引。

四、预后评价

穿通伤的部位、伤口大小，有无感染及异物，以及治疗的时机、治疗的方法，决定其预后。

五、最新进展和展望

眼外伤后，特别对于严重的眼球穿通伤，手术时机的选择非常重要。分次手术还是一次联合手术的把握，对预后也有很重要的影响。眼科医生应该正确分析病情，选择最有效的治疗方案。对于交感性眼炎的病因、病理还有待于进一步深入研究，因此，对于较为严重的眼球穿通伤，不要盲目地以预防交感性眼炎为由而轻易摘除。

第二节 眼球钝挫伤

一、概述

眼球钝挫伤是由机械性的钝力直接伤及眼球及其相关部位，造成眼组织的器质性病变及功能障碍。眼球挫伤是眼外伤中的常见类型，其发生率约占眼外伤的1/3。钝挫伤除在打击部位产生直接损伤外，钝力通过在眼内和球壁的传递，也会引起相关部位的间接损伤。

二、诊断思路

（一）病史要点

1. 眼球前段挫伤

表浅的角膜上皮损伤，患者有明显的疼痛、畏光、流泪及眼睑痉挛等症状，视力也受到影响。挫伤导致睫状肌的麻痹，可引起调节障碍，近视力不良。发生前房积血，根据量的不同，引起不同程度的视力障碍以及眼胀、眼痛，散光，视力下降，单眼复视等症状。

2. 眼球后段挫伤

视力可有不同程度的影响。少量的玻璃体积血，患者仅有眼前黑影漂浮，积血量多时则严重影响视力。视网膜震荡可以引起一过性视力下降，视网膜挫伤则能引起视力显著下降。

（二）眼部检查

1. 眼球前段挫伤

角膜上皮缺损区荧光素着色。虹膜瞳孔缘断裂，瞳孔缘出现不规则裂口；或伴有虹膜基质纵行裂口，瞳孔变形，不圆。若瞳孔括约肌受损或断裂，表现为外伤性瞳孔散大，瞳孔不圆，光反射迟钝。严重挫伤使虹膜与睫状体分离，虹膜根部有半月形缺损，瞳孔呈"D"字形。虹膜大血管破裂可引起量不等的前房积血，微量出血仅房水中出现红细胞；出血较多时，血液积于前房呈一平面。挫伤还可造成睫状肌的环形纤维与纵形纤维分离，使虹膜根部向后移位，前房角加宽加深，眼压可有不同程度升高。外伤也能造成悬韧带全部或部分断裂，可在瞳孔区见到脱位的晶状体，前房可有玻璃体疝，虹膜震颤；或者晶状体全脱位，向前脱入前房或嵌顿于瞳孔区，引起眼压升高和角膜内皮的损伤，向后脱入玻璃体，则前房变深，虹膜震颤；晶状体也可由角巩膜裂伤口而脱位于球结膜下。

2. 眼球后段挫伤

挫伤使睫状体、视网膜或脉络膜的血管破裂，引起出血，流入玻璃体内，少量的出血先呈团块状，以后散开，若出血量大时，眼底情况不易窥及。外力直接伤及眼球壁或间接由玻璃体传导至脉络膜，使其组织受损，血管破裂，脉络膜裂伤形状不规则，单发或者多发，愈合后可看到由组织断裂形成半月形瘢痕。外伤也可造成视网膜后极部出现一过性水肿、苍白，数日后水肿吸收，不留明显的病理改变或者视网膜的外屏障功能破坏，引起细胞外水肿，视网膜混浊，甚至可以引起黄斑及其他部位视网膜出血，组织坏死，继而萎缩，或产生黄斑裂孔。

（三）辅助检查

1. 常规检查

（1）裂隙灯显微镜检查：角膜上皮缺损，发生感染可引起角膜溃疡；角膜深层挫伤，受伤部位角膜水肿、增厚及混浊，后弹力层皱褶。瞳孔缘出现不规则裂口，或基质层纵形裂口，瞳孔不圆，变形；虹膜根部有半月形缺损，瞳孔呈"D"字形，中度散大，对光反射迟钝。前房内有浮游细胞或渗出。前房的微量出血仅房水中出现红细胞。出血量较多时，血液积于前房里一平面。根据积血占前房的容量将前房积血评估为三级：少于1/3为Ⅰ级，介于1/3～2/3为Ⅱ级，多于2/3为Ⅲ级。描述出血的量也可以按血平面的实际高度表示。大量出血可使前房完全充满血液呈暗红色，当引起角膜血染时，角膜基质呈棕黄色，中央呈盘状混浊，以后逐渐变为黄白色。晶状体半脱位，可在瞳孔区见到脱位晶状体的赤道部，前房可有玻璃体疝，虹膜震颤；晶状体全脱位，脱位的晶状体可脱入前房或嵌顿于瞳孔区，也可脱入玻璃体或脱位于球结膜下。

（2）眼底检查：少量的玻璃体积血可以沉积在玻璃体下方，呈团块状，或者散开漂浮于玻璃体腔内。大量的玻璃体积血，眼底彻照法检查，红光反射消失，眼底不能窥及。早期的脉络膜裂伤，破裂处常为出血掩盖，出血吸收后显露出黄白色瘢痕。脉络膜裂伤多位于后极部及视盘周围，呈弧形，凹面对向视盘，也可累及到黄斑。不完全裂伤多呈黄白色，完全性裂伤导致脉络膜色素显露，呈灰黑色，破裂处可发生组织增殖及脉络膜新生血管。挫伤还可引起视网膜水肿，色泽苍白，甚至可见黄斑裂孔。

2. 其他检查

（1）角膜荧光素染色检查：角膜上皮缺损、角膜溃疡，均可见荧光素着色。

（2）眼压测量：睫状体分离和脱离都会由于睫状上皮水肿使房水生成减少，同时引流增加，造成低眼压。前房积血可引起继发性青光眼，造成高眼压。广泛的房角后退，由于小梁组织的增生或退行性变，使房水排出受阻，引起眼压升高。晶状体脱位于前房或嵌顿于瞳孔区，都可引起眼压升高。如伴有巩膜破裂者，眼压可降低。

（3）B型超声波的检查：了解有无晶状体脱位，有无睫状体和脉络膜脱离，有无玻璃体积血、后脱离以及视网膜脱离等。

（4）UBM检查：可以发现睫状体脱离，可从形态与功能两方面全面评价前房积血，检查前房、房角及后房有无解剖结构的异常，对房角后退的诊断以及预后评估起着重要作用。

（5）前房角镜检查：范围较小的虹膜根部离断只有在前房角镜下才能看出，多表现为虹膜周边呈现一新月形的黑色裂隙。前房角后退者，可见睫状体带变宽，部分色泽变淡、模糊。

（6）视野检查：病程中可表现为旁中心暗点、弓形暗点、环形暗点、鼻侧阶梯状暗点、鼻侧视野缺损、管状视野、颞侧视岛。脉络膜裂伤、视网膜挫伤部位的相应视野会发生缺损。

（7）视觉电生理检查：VEP有助于视功能预后的估计，VEP熄灭者预后不良。

（8）眼底荧光血管造影检查：外伤性视网膜下出血眼底荧光血管造影见蜂窝状出血，病灶处荧光遮蔽，后期有少数斑点状透见荧光。外伤性脉络膜缺血初期病变区呈弱荧光，视网膜动静脉期延长，病变边缘处有荧光渗漏，晚期则为境界清晰的弱荧光区。

（9）OCT检查：明确黄斑裂孔。

（四）诊断步骤

诊断步骤见（图4-3）。

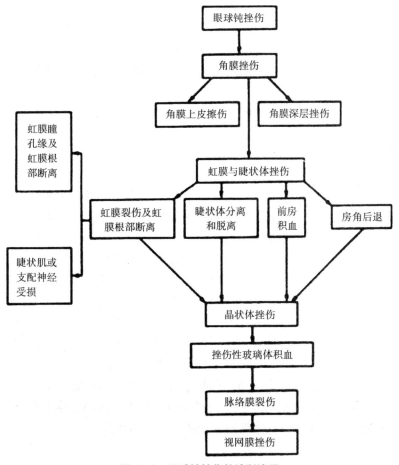

图4-3　眼球钝挫伤的诊断流程

（五）鉴别诊断

1. 全身疾病引起的前房积血

询问病史及相应的全身及实验室检查即可鉴别。

2. 虹膜新生血管引起前房积血

根据病史及眼底检查可鉴别，常伴有明显的眼底改变。

3. 先天性虹膜分离

先天性虹膜分离瞳孔形状正常，瞳孔缘不变形，出生后即存在。

4. 先天性无虹膜症

先天性无虹膜症多呈双侧性，常有调节困难，多伴有其他先天异常。

5. 与瞳孔不相连的虹膜缺损

与瞳孔不相连的虹膜缺损多见于手术后，瞳孔形状圆。

6. 无晶状体眼或其他原因引起的晶状体脱位

根据病史和其他眼部表现可以鉴别。

7. 原发性开角型青光眼

原发性开角型青光眼多为双眼发病，通过病史、前房角镜、视野等多项检查可以鉴别。

8. 脉络膜肿瘤

脉络膜肿瘤多呈局限性，形态固定；无波动，隆起，不分叶；眼压正常或增高。眼底荧光血管造影、B超及相关眼科影像学检查可明确诊断。

9. 假性黄斑裂孔

黄斑部无组织缺损，而是由于黄斑周围内表面的病变造成视网膜内陷的一种状况。多数假性裂孔由胶质性视网膜前膜形成，边界清楚，但多不整齐，由于视网膜前膜收缩可造成全层黄斑裂孔的假象。通过荧光素眼底血管造影及OCT检查可做鉴别。

10. 黄斑囊样变性

黄斑囊样变性为红色圆形，呈蜂窝状，经过囊样变性的光带连续不断，且轻度向前隆起，并随光束移动而光带变位，黄斑裂孔裂隙灯光带中断。通过荧光素眼底血管造影及OCT检查可做鉴别。

11. 视网膜脱离

脱离的视网膜呈青灰色，波浪或球形隆起，可见裂孔。

三、治疗措施

（一）治疗方法

角膜上皮擦伤可涂抗生素眼膏后包扎，促进上皮愈合。重的角膜挫伤可用糖皮质激素滴眼液滴眼，前房有炎症时应用散瞳剂。瞳孔缘或基质部位的裂伤无须特殊处理。伴有复视症状的虹膜根部断离，需行虹膜根部缝合。睫状肌或支配神经受损调节麻痹时，可配镜矫正。小范围的睫状体脱离，可给予药物治疗观察；脱离范围较大，可手术治疗。少量的前房积血数日内能自行吸收。积血量较多，或可能造成并发症者，需积极治疗，有以下措施：取半卧位卧床休息、双眼包扎、限制眼球活动；应用止血剂、糖皮质激素、降眼压药物；必要时可行前房冲洗术。对广泛的房角后退引起的高眼压，按原发性青光眼处理。晶状体挫伤，若晶状体全脱位，嵌顿于瞳孔或脱入前房，须急症手术摘除；晶状体半脱位时，可试行配镜矫正；晶状体脱入玻璃体，应行玻璃体切割手术摘除晶体。由于外伤性玻璃体积血的危害性，临床上视病情决定，一般若药物保守治疗2周左右无好转时，应尽快做玻璃体手术，清除积血，及时处理并发症。脉络膜挫伤无特殊治疗，可适量给以抗炎止血的药物治疗，如有新生血管造成反复出血时，可给以激光封闭。视网膜震荡或挫伤可应用糖皮质激素、神经营养药、血管扩张药、维生素类等。如出现裂孔而未有视网膜脱离时，可激光封闭裂孔。已发生视网膜脱离时应手术治疗。

（二）治疗流程

治疗流程见（图4-4）。

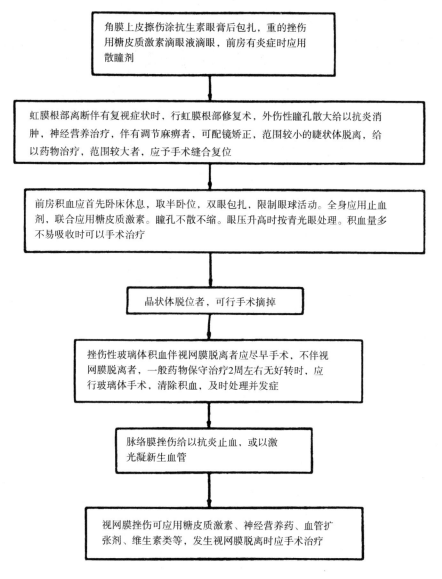

角膜上皮擦伤涂抗生素眼膏后包扎，重的挫伤用糖皮质激素滴眼液滴眼，前房有炎症时应用散瞳剂

虹膜根部离断伴有复视症状时，行虹膜根部修复术，外伤性瞳孔散大给以抗炎消肿、神经营养治疗，伴有调节麻痹者，可配镜矫正，范围较小的睫状体脱离，给以药物治疗，范围较大者，应予手术缝合复位

前房积血应首先卧床休息，取半卧位，双眼包扎，限制眼球活动。全身应用止血剂，联合应用糖皮质激素。瞳孔不散不缩。眼压升高时按青光眼处理。积血量多不易吸收时可以手术治疗

晶状体脱位者，可行手术摘掉

挫伤性玻璃体积血伴视网膜脱离者应尽早手术，不伴视网膜脱离者，一般药物保守治疗2周左右无好转时，应行玻璃体手术，清除积血，及时处理并发症

脉络膜挫伤给以抗炎止血，或以激光凝新生血管

视网膜挫伤可应用糖皮质激素、神经营养药、血管扩张剂、维生素类等，发生视网膜脱离时应手术治疗

图4-4　眼球挫伤的治疗流程

（三）常见并发症及处理

1. 继发性前房积血

处理原则同前房积血。

2. 继发性青光眼

如有前房大量积血应行前房冲洗，取出血凝块。局部及全身应用降眼压药物，必要时行小梁切除术。伴有晶状体脱位，玻璃体疝的继发性青光眼，必要时应行玻璃体手术。

3. 角膜

血染长时间不能消退，影响视力的角膜血染可考虑行角膜移植术。

4. 白内障

影响视力显著时可考虑手术摘除。

5. 低眼压

外伤初期可应用糖皮质激素，后期由睫状体脱离引起者可行睫状体复位术。

四、预后评价

根据外伤力量的不同，眼组织所受损伤程度的不同，预后有很大差异。较轻的眼前段挫伤如角膜上皮损伤能完全愈合，角膜水肿消退，外伤不遗留痕迹。外伤性的白内障也可以手术治疗，恢复较好的视功能。外伤性瞳孔散大一般无有效治疗，患者有畏光等主诉。发生严重的前房积血，角膜血染，房角后退性青光眼等一般预后较差。视网膜震荡伤后 2 ～ 3 周水肿消退，可不遗留痕迹，视功能恢复较好。视网膜挫伤一般遗留瘢痕，视力受到影响。

五、最新进展和展望

随着各种各样的抗炎药物的出现和应用，眼钝挫伤后局部的炎症反应得到控制。同时，随着对于视网膜视神经损伤机制研究的深入，为视网膜视神经挫伤的治疗带来了曙光。成熟的玻璃体视网膜手术使进一步的治疗成为可能。

第三节　眼部异物伤

眼异物伤较常见。大多数异物为钢、铁等磁性异物，其余非磁性异物如铜、铅等金属异物，石块、玻璃、磁片等非金属异物，木刺、竹签等植物性异物及毛、刺等动物性异物。不同异物引起的损伤和处理各不相同。

一、眼球外异物

（一）眼睑异物

眼睑异物多见于爆炸伤，可使眼睑布满细小的火药渣、尘土及沙石。较大的异物可用镊子夹出。

（二）结膜异物

结膜异物多隐藏在睑板下沟、穹隆部及半月皱襞处。结膜异物可引起眼磨、眼红、流泪等不适症状，暴露结膜后可直接查见异物。用无菌湿棉签拭出异物后滴抗生素眼液。

（三）角膜异物

存留于角膜表层或嵌入角膜中的异物称为角膜异物。可为单个或多个。常见的有金属碎屑、沙尘、煤屑、石屑、玻璃屑、谷壳、细刺等，偶有动物的虫毛或羽翼。异物的深浅与其速度及动能成正比。角膜异物表现为明显的异物感、畏光、流泪、眼睑痉挛等刺激症状，症状的轻重与异物的深浅及异物的理化性质有关。

用焦点灯斜照法或裂隙灯检查可直接发现角膜异物。

对角膜异物一般均应尽快除去。可选用不同的方法，尽可能减少角膜组织的进一步损害。位于角膜的表浅异物用冲洗或擦拭法取出；异物未露出角膜表面，或虽露出但嵌顿牢固者用剔除法；角膜深层异物用切开取出法；多发深浅不等的角膜异物用分次取出法；如果是深层异物，但位于角膜深层后已穿透角膜全层或异物半进入前房时，应行显微手术摘除异物；异物较多、刺激症状较重、异物多位于前弹力层及浅层基质内、角膜厚度仍在正常范围者，应行治疗性板层角膜移植术。取角膜异物一定要注意无菌操作，否则有引起化脓性角膜溃疡的危险。取异物后，应用抗生素眼液及眼膏预防感染。

（四）眶内异物

眶内异物常见的有金属弹片、气枪弹、玻璃或木、竹碎片。可有局部肿胀、疼痛。若并发化脓性感染时，可引起眶蜂窝组织炎或瘘管。眶内金属异物多被组织包裹，可不必勉强取出，但植物性异物会引起慢性化脓性感染，应尽早完全取出。

二、眼内异物

眼内异物是指各种异物穿透眼球壁，留置于眼内而言。眼内异物约占眼外伤的 6%，其中磁性异物占 82% ～ 90%，非磁性异物中以铜异物居多，其次为石头、玻璃、铅弹等。眼内异物是眼外伤中常见的一种急症,是严重危害视力的一类眼外伤。异物不仅造成机械性损伤,还可致化学及毒性反应导致眼组织的进一步损伤,并可带入病原菌引起眼内感染等。

眼内异物并发症多,失明率高,延误诊断和处理常会导致眼内炎,眼内铜、铁锈沉着症,甚至眼球萎缩。

(一)病理和临床表现

眼内的反应取决于异物的化学成分、部位和有无感染。

1. 不活泼的无菌异物

不活泼的无菌异物如石、沙、玻璃、瓷器、塑料、睫毛,一般能耐受,反应不大,铁、铜、铝、锌是常见的反应性异物,后两种引起轻微炎症,可包裹。若异物很大可刺激炎症,引起细胞增生、牵拉性视网膜脱离、眼球萎缩。异物也可移位。

2. 铜质沉着症

铜异物因铜含量的不同可引起急性或慢性铜质沉着症。表现为以黄绿色的碳酸铜沉着于各部眼组织,典型的可见后弹力层沉着、绿色房水颗粒、虹膜变绿色、向日葵样白内障、棕红色玻璃体混浊、条索形成、视网膜血管上和黄斑区有金属斑。金属弥散后,摘除异物不能减轻损害。最终造成视力丧失、眼球萎缩。

3. 铁质沉着症

铁异物在眼球内经过氧化成为氧化铁,与组织蛋白结合成一种不溶性的含铁蛋白,沉着在上皮组织、虹膜括约肌开大肌、无色素睫状上皮和晶状体上皮、视网膜。铁离子氧化与扩散,引起脂质过氧化、细胞膜损伤、酶失活。光感受器和视网膜色素上皮细胞对铁质沉着最敏感。损害后症状为夜盲、向心性视野缺损、视力丧失。检查可见角膜基质铁锈色沉着、虹膜异色、瞳孔扩大、光反应迟钝、晶状体前棕色沉着、白内障、玻璃体混浊、视网膜色素增生、视神经萎缩。

(二)诊断

1. 外伤史。
2. 临床表现。
3. 异物及异物通道的发现。
4. 特殊检查如X线、超声波、UBM、CT、磁共振成像等。磁共振成像不能用于磁性异物检查。

(三)治疗

进入眼内的异物,原则上应尽早摘除,尤其是异物引起炎症反应时,应在积极控制炎症的同时,早做手术,除去病原菌以减轻炎症。强调眼内异物的摘出不是治疗眼内异物的目的,而是治疗的手段,治疗的目的是恢复或保存视功能。因此要考虑伤眼功能、手术难度、双眼和全身情况,权衡利弊,并非每例异物都必须摘除。若需摘除,则要精确定位、细心手术。

1. 前房和虹膜表面异物

前房异物可使用异物镊由伤口或角膜缘角巩膜切口取出。黏附于虹膜的异物可使用黏弹剂或针头分离,一旦分离异物,由异物所在经线角膜缘切口,磁性异物以磁铁吸出,非磁性异物用显微异物镊夹出。

2. 晶状体异物

晶状体异物伴晶状体混浊者,在晶状体摘除的同时摘除异物。磁性异物,用磁铁或磁棒接力法摘除;非磁性异物,较小的异物用注吸针头吸引拖出,较大的异物在黏弹剂辅助下,用显微异物镊夹出。晶状体内极小的异物,晶状体透明或仅有局限性混浊者,可考虑暂不手术,密切观察。一旦混浊扩大,或有铁质沉着的迹象,则可及时手术。

3. 眼后段异物

在距异物最近的巩膜表面做切口取出异物,是传统的手术方法。由于此法易造成玻璃体牵拉及视网膜嵌塞,因此多于伤后即有感染或角膜混浊又无玻璃体切除条件的情况使用。术中按异物所在位置,板层切开巩膜,预置褥式缝线,切穿巩膜,磁石吸出异物,整复伤口,避免眼内组织嵌塞,结扎巩膜线,局部冷凝,硅胶或硅海绵外垫压。如果异物大、包裹、粘连、无磁性,需玻璃体手术摘除,同时处理玻璃体混浊积血、视网膜脱离等并发症。若异物较小,且已完全包裹在球壁内,无反应,不一定勉强取出。

第五章 眼外肌疾病

第一节　隐斜

隐斜是可以用两眼单－视维持两眼正常眼位，只有破坏两眼单－视（如遮盖法）时眼球才呈内斜视或外斜视。在临床上遇到的显斜，往往是从隐斜发展而来的。

隐斜患者有用眼过度后出现眼疲劳症状，如头痛、眼痛、复视、恶心、呕吐等症状，我们应当详细地询问其病史并作细致的检查。

一、隐斜的检查法

（一）遮盖法

1. 遮盖法的目的与意义

（1）通过遮盖试验，发现眼球运动异常与否。

（2）判定眼位异常的性质及量（如内隐斜或外隐斜等）。

（3）确定注视状态如何等。

2. 遮盖检查法

检查者与被检者相对而坐，并保持检查者与被检者眼位在同一水平线上，两者距 30 cm。固定好头位不变，检查者用宽 5 ~ 6 cm、长 10 ~ 15 cm 不透明板作遮眼板。一般须检查视远与视近两种距离的眼位。

在检查时需要用两种视标，近距离视标可用取帽的电筒光或用任何小圆形卡片；远距离目标可用蜡烛光或者窗外任何目标（5 米远）。

检查时，检查者用遮眼板挡住患者一眼后，迅速移到另一眼，此时观察眼位和眼球从被遮眼取消遮盖时运动方向（如取消遮眼时眼球从内向外运动则为内隐斜）。遮盖及移去遮盖时出现如下结果。

（1）不论何眼被遮盖及移去遮盖，该眼不动，此为正位眼。

（2）不论何眼遮盖及移取遮盖，见该眼移动，则有隐斜存在。

（3）不论何眼被遮盖，见其另一眼有移动或移去遮盖时两眼都有移动，证明被遮盖眼为斜视的注视眼，用遮盖法时出现眼球运动，其偏斜度 2 △以上。

（4）根据移去遮眼板时，眼球移动的方向可分为：眼球由内向外运动者为内隐斜；眼球由外向内运动者为外隐斜；眼由上向下或由下向上运动者为垂直隐斜；如左眼为斜视的注视眼，当遮盖左眼时右眼注视，移去遮盖时，因再用左眼注视，故可见两眼移动，此种情况出现在两眼交替性斜视。

（5）检查视近距离眼位与视远距离眼位的意义：用遮盖法检查近距离眼位时，外隐斜程度小于远距离的斜视程度，为分开过强型外隐斜，反之为辐辏功能不足型外斜，如近距离内斜度大于远距离内斜视度时，为辐辏过强型内隐斜，反之为分开不足型内隐斜。

（6）用遮盖法检查，发现正视眼被遮盖时，斜视眼不能注视眼前目标时，证明斜视眼不能注视。

（7）交替性内隐斜当移去左眼遮盖时，在两眼协调下，右眼持续保持着注视。此种斜视，在两眼竞争下，可以取得任何一只眼中心注视，即双眼交替注视，当外隐斜时，只是眼位和移动方向与内隐斜相反（图5-1）。

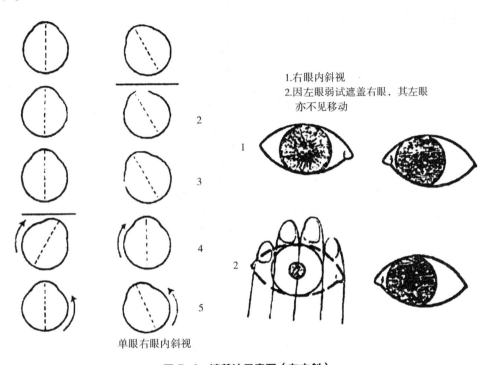

图5-1 遮盖法示意图（左内斜）

（二）三棱镜遮盖试验

该检查法是利用三棱镜折射功能，即通过三棱镜的光线向基底部折射，物像向尖瑞方向移动的原理。在检查隐斜时，三棱镜的尖端朝向眼球偏斜方向并置于眼前。用遮盖法查隐斜度，予遮盖注视之前先放三棱镜，当移上遮盖时眼球仍然运动，则增加三棱镜度数，直到移去遮盖眼球为止，此时，三棱镜的度数为隐斜度数（图5-2）。

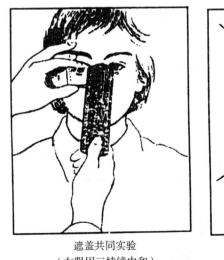

遮盖共同实验
（右眼用三棱镜中和）

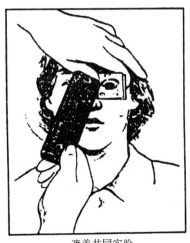

遮盖共同实验
（左眼用三棱镜中和）

图5-2 遮盖共同实验

检查时，可用单个三棱镜块，用三棱镜串镜较方便，检查者因用一手持三棱镜，另一手持遮眼板，因此，注视目标由患者自己拿或助手拿。

用三棱镜加遮盖法检查内隐斜视时，三陵镜的基底向外侧方向；外隐斜时基底向内侧方向；上斜位时三棱镜的基底向下，下斜位时基底向上，如遇水平斜位合并垂直斜位者三棱镜的基底向内、外、上、下合并使用。

（三）Maddox 小杆检查法

小杆为一根或数根并排的玻璃圆柱构成，嵌装于金属小框内（图 5-3）。

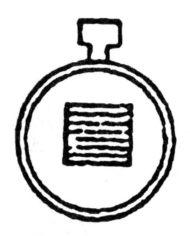

图 5-3　Maddox 小杆

检查时，被检者通过 Maddox 小杆看点状光源则成一条光线，线条光与小杆的方向呈垂直，如令被检者用两眼注视点状光源，于一眼前放 Maddox 小杆，则于两眼视网膜上形成截然不同的影像。从而妨碍其发生融像。本检查法为自觉检查法。

检查法：本检查在半暗室中进行，做远距离（5 m）与近距离（0.5 m）两种距离检查。如检查水平斜视，则 Maddox 小杆水平放在一眼前，如检查垂直斜视，则将小杆垂直方向放在一眼前。此时，Maddox 小杆侧眼前出现的细条光线，出现如下情况：如被检眼为外斜视，Maddox，小杆线条在光源的对侧；被检眼为内斜视时线条在光源的同侧；上斜者线条在光源的下边；下斜者为光源上边。

为了定隐斜量，可以同时用 Maddox 小杆和正切尺（图 5-4）。其检查方法同前，只在正切尺中心安放小电光，用Maddox 小杆水平放在斜视眼前时，出现小细线条能准确地读出细线条在正切尺的位置、比如，右眼内斜视时，将 Maddox 小杆放在右眼前，注视正切尺中央的电光时，细线条在正切尺右侧某位置上，此时令患者读此位置的数，即内隐斜度。

如有旋转性隐斜时，在两眼前放置水平方向小杆。两条线相重合时出现倾斜，用三棱镜重合为一条线时可知其度数。

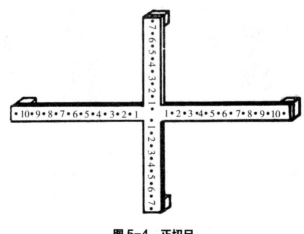

图 5-4　正切尺

检查 Maddox 小杆注意事项：①将戴小杆眼用手遮盖，使另一眼注视光源后，询问移去遮盖后线条光的位置。②如欲测量隐斜度，可用正切尺测量远、近距离隐斜度（图 5-5），以分清不同种类斜视。比如，在内隐斜情况下，近距离内隐斜度大于远距离内隐斜度，则为辐辏过强型内隐斜；远距离内隐斜度大于近距离内隐斜度为分开不足型内隐斜；在外隐斜时，近距离外隐斜度大于远距离外隐斜度为辐辏不足型外隐斜；远距离度大于近距离者为分开过强型外隐斜；近距离检查因调节参与其结果不同，应反复检查。

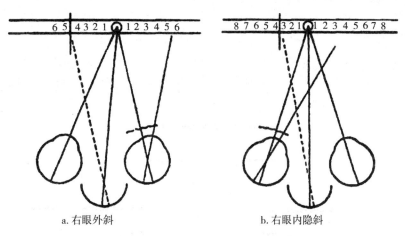

a. 右眼外斜   b. 右眼内隐斜

图 5-5 水平隐形 Maddox 小杆检查法

（四）眼肌力检查法

眼肌力计又称为隐斜测量器，利用此法测量隐斜程度及各肌的肌力。其主要结构有瞳孔距离调整仪、水平仪、旋转三棱镜、Maddox 小杆及其附加的一组凸凹及散光镜片。

检查前，要调整瞳孔距离，矫正屈光不正，于 30 cm 处及 5 m 处做一目标光点。其主要应用方法有如下几种。

1. Maddox 小杆检查法

将 Maddox 小杆垂直放于左眼前，令其两眼同时注视 5 m 处或 30 cm 处的光点（必须检查远近两个距离）。此时右眼所见为正常光点，左眼所见为一条水平光线。如两眼垂直肌力平衡，水平直线必然穿过光点（图 5-6a）；如水平直线位于光点之上，则为右眼上隐斜（图 5-6b）；如水平直线位于光点之下，则为左眼上隐斜（图 5-6c），继续用旋转三棱镜放于眼前，转动三棱镜方向至光点恰好与水平直线一致，从刻度上可读出其隐斜的三棱镜度数。再将 Maddox 小杆水平置于左眼前，则右眼所见为光点，左眼所见为一垂直光线，如光线穿过光点则无水平斜隐，如光线位于光点左侧为内隐斜；如光线位于光点右侧为右眼外隐斜。同样，用旋转三棱镜位于眼前，转动三棱镜至光点恰好在垂直光线上，从刻度上可读出隐斜的三棱镜度。

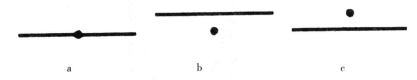

a   b   c

图 5-6 两眼直肌实验

2. 单眼直肌试验

因眼外肌平衡失调可见两眼，亦可见于单眼：故常须在两眼分别检查 5 m 及 30 cm 处的眼肌肌力，将旋转三棱镜置于右眼前，零度对准水平方向后再将指标向上移动到 8 △ 处，使成一基底向上 8 △ 三棱镜，让垂直方向无法融像。此时，右眼注视的下方光点与左眼注视的上方光点同在一垂直线上则右眼无水平肌肉不平衡现象。如下方之像位于上方像的右侧，则为右眼内隐斜，如下方之像位于上方像的左侧，则为右眼外隐斜、若要测量其隐斜度，可将旋转三棱镜放于左眼前向外或向内旋转指标，至上下两像位于同一垂直线上时，其指标所指的度数即为右眼隐斜的三棱镜度。用同样方法测量左眼眼外肌水平平衡。

测量右眼垂直肌肉平衡，将旋转三棱镜置于右眼前，零度对准垂直方向之后，再将指标向内侧移动到 12 △处（成一基底向内 12 △三棱镜）使物像向尖端移位超出融像能力之外；故成水平复像。此时，右眼所见的像在右侧，左眼所见的像在左侧，如两光点在同一水平面上，则无垂直斜隐；如右侧光点较左侧像低，则为右眼上斜隐；如光点较左侧像为高，则为右眼下斜隐。但习惯上不用下隐斜名称，而用左眼上隐斜名称，继续用旋转三棱镜上下移动，至两光点位于同一水平时，指标所指的度数为隐斜的三棱镜度。用同样方法测量左眼眼外肌垂直平衡。

3. 单眼斜肌试验

将旋转三棱镜的指标向上至 8 △处，使之成为基底向上 8 △三棱镜。其次于左右眼前皆放置轴向垂直的 Maddox 小杆。此时，右眼所见光线平行地位于左眼光线之下，则右眼无旋转性隐斜存在（图 5-7a）。若左眼所见较高的光线则保持水平方向，而右眼所见的较低的光线有倾斜，则右眼有旋转性隐斜存在（图 5-7b）。用同样方法检查左眼有无旋转隐斜（图 5-7c）。

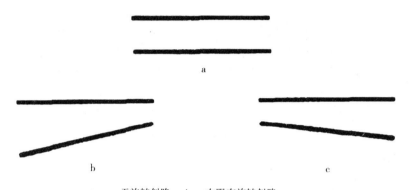

a 无旋转斜隐； b、c右眼有旋转斜隐

图 5-7　单眼斜肌实验

如将倾斜的 Maddox 小杆旋转至上下两条光线平行时，其 Maddox 小杆镜所指的度数，为旋转隐斜度。

4. 斜肌融像试验

斜肌融像试验于两眼前放置 Maddox 小杆，其轴向水平，正常者见其为一条垂直光线（图 5-8a），如欲测量右眼上斜肌肌力，将右侧 Maddox 小杆向内下旋转，至一条光线分开呈交叉形为止，此时其指标所指的度数，即右眼上斜肌的肌力；如将指标向外下侧旋转，至光线分裂成交叉形为止，此时其指标所指度数为右眼下斜肌肌力。正常斜肌的融像力为 5 ~ 20 弧度（图 5-8b、图 5-8c）。

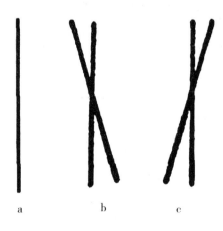

图 5-8　斜肌融像实验

5. 融像范围试验

将眼肌力计置患者两眼前，在 5 m 远处放一蜡烛光。然后，将旋转三棱镜由 0° 旋转至烛光变为二个时，记录其度数。如此检查一眼四个方向之后，再检查另一眼。在查完远距离后再查近距离。正常人的开散与辐辏时融像范围依远近而异。Kramer 用旋转三棱镜测量开散和辐辏的正常值为如下所示。

开散 $\begin{cases} 远距离\ 6\ \triangle\ \sim\ 8\ \triangle\ 基底向内开散 \\ 近距：6\ \triangle\ 基底向内 \end{cases}$

辐辏 $\begin{cases} 远距离\ 6\ \triangle\ \sim\ 20\ \triangle\ 基底向外辐辏 \\ 近距离\ 30\ \triangle\ \sim\ 40\ \triangle\ 基底向外 \end{cases}$

垂直 $\begin{cases} 远距离\ 3\ \triangle\ \sim\ 4\ \triangle\ 基底向上或向下 \\ 垂直近距离\ 3\ \triangle\ \sim\ 4\ \triangle\ 基底向上或向下 \end{cases}$

此外，可用大弱视镜检查旋转融像范围，其方法是用约 2° 视角的正三角形视标，测量其求心方向（向鼻侧）及远心方向，远心性约为 11.5°，求心性约为 8.4°。

用融像画片检查正常人的开散约为 5°，辐辏为 25° ~ 35°，垂直为 3° ~ 4°。

二、隐斜的分类

（一）内隐斜

眼球有潜在性内斜倾向，多见于远视眼调节力过强者。内隐斜分为以下两种类型。

1. 调节过强型

调节过强型即看近距离目标时隐斜度大于看远距离目标时的内隐斜度数。

2. 分开功能不足型

分开功能不足型即看远距离目标时内隐斜度大于看近距离目标时的内隐斜度。

（二）外隐斜

眼球有潜在性外斜倾向，多见于近视患者（也可见于轻度远视）少用调节力者。外隐斜分为以下两种类型。

1. 辐辏功能不足型

近距离外斜度比远距离外斜度大，并有辐辏功能不足。

2. 分开功能过强型

远距离外斜度大于近距离外斜度，辐辏功能正常。

（三）上隐斜

单眼有上斜视倾向，对另一眼来说相对的下斜倾向，上隐斜是可保持正常眼位，当患眼被遮盖时，出现上斜视并多伴有水平性隐斜。

三、共同性隐斜的成因

（一）解剖学因素

1. 感觉障碍

由于先天性或后天性某些因素，比如角膜混浊、先天性白内障、玻璃体积血、脉络膜缺损、黄斑部缺损、屈光参差等所形成的感觉障碍因素，影响视网膜结成清晰的物像，无法维持两眼眼位平衡。

2. 运动性障碍

眼肌先天异常，包括眼肌本身的发育异常，中胚叶分化不全，眼肌分离不良，眼肌附着部异常，肌肉和肌鞘异常及纤维化所致。此外，眼眶骨解剖学缺陷，或一组眼肌功能过强，另一组拮抗肌弹性减弱等，都可以妨碍眼运动的协调一致，失去两眼眼位平衡关系。

3. 中枢性障碍

由于先天或后天因素，神经经路的联系受到干扰或分化障碍，不能形成和维持两眼同时知觉和两眼协调一致，进而出现两眼之间的平衡障碍以致发展为斜视。比如婴儿分娩时，头颅受一定的压力，颅内出现微小出血点，此种小出血点被吸收后不留任何后遗症。然而，此种出血发生在支配眼球运动的神经中枢，可造成神经经路的功能障碍发生斜视，还可能由于视中枢神经核分化不完全，影响眼球运动神经路，无法建立联系，造成眼位失去平衡。

（二）神经支配因素

新生儿由于大脑皮层的功能未完善，对皮层下中枢的控制不够完善，各种反射未建立，故出现辐辏过强现象，即非视性辐辏。以后，由于调节和融像功能的发育，逐渐变成视性辐辏。如果因某种原因，出现过量的神经冲动，使婴儿的辐辏功能过强，则形成辐辏过强型内隐斜或内斜视。另外，由于某种原因，婴儿的精神处于紧张状态（惊吓、强烈的精神刺激），可发生内斜视，有时外斜视可呈内转位，内斜视者内斜度增大，可见大脑皮层通过复杂的神经系统进行眼位调整。因此，神经支配因素的异常，可能是形成斜视的一个重要因素。故认为共同性斜视为核上性疾患，与辐辏开散对抗关系间的障碍及大脑皮质的兴奋和抑制不平衡有关。

（三）神经反射因素

在人的视觉发育期间，各种反射冲动关系到建立正常或异常两眼视觉。首先在先天无条件反射基础上形成新的条件反射，比如在本体感受器基础上建立的单眼反射及单眼反射基础上建立起的调节及辐辏反射，前庭反射途径上的两眼注视反射等。由于一系列视觉反射的建立，当两眼注视物体时，即可由随意眼球运动将物像移至黄斑中心窝，立即引起注视反射、调节反射等反应和进行精确的眼球调整运动，以保持两眼协调一致。

两眼接受类似刺激后，相应的影像接收到每只眼视网膜对应点上，然后大脑皮层融合为单一的印象，如果两个截然不同的刺激投射到两眼后产生视网膜斗争或单眼抑制。如果神经反射系统发生障碍，眼肌不能发挥正常的调整作用，则不能建立起正常两眼视觉反射，不能建立起两眼单一视，也可能出现两眼分离状态而形成斜视。

（四）融像因素

融像功能是出生后发展起来的，新生儿的视觉功能处于原始状态，黄斑中心窝的功能和周边部视网膜相似，出生后由于外界物像的刺激使黄斑中心窝的功能发育。在出生后6个月时有中心注视功能，调节功能2岁方可建立起来，但形成精确的完善融像功能和两眼视功能是在5.5岁到6岁。融像功能的发育及趋于完善会更有利于大脑皮层对两眼的控制，使其协调一致，维持两眼视线向同一空间物体注视和融像，形成两眼单一视和具有三维空间的最高级两眼视功能。如果融像功能延迟或不完善，只有原始的两眼相对运动方向的协调，则无法维持视轴向远、近，水平、垂直方向的协调和平衡，从而出现隐斜，可见融像是维持两眼眼位平衡和协调一致的重要因素。

（五）调节因素

新生儿在出生后，因视敏度低看不清物体，睫状肌发育不全，不须用调节。当婴儿发育到2.5～3.5岁时，视网膜有足够的视力敏感度，睫状肌发育较充分，看近目标或远处目标时使用调节力和辐辏，这种过程的辐辏可导致内斜视，称调节性内斜视。但是较高度的远视有未出现内斜视病例，可见调节因素虽在斜视原因中占很重要的因素，但不能是绝对的斜视成因。

能否发生斜视取决于融像功能是否维持两眼球正位；由一定量的调节刺激所引起的辐辏程度（AC/A）的大小。

一般来说，近视眼因少用调节，相对地减少辐辏功能，形成调节性外斜视。但是，近年来文献报道，在外斜视中近视眼的发病率并不高，另外，先天性高度近视的幼儿，因辐辏功能比调节功能发育早，看近距离目标时，辐辏用得多可发生内斜视。

综上所述，斜视的形成不是单一的原因，神经支配因素、解剖因素，融像因素、视反射因素、调节因素间形成不可分割的连锁反应。由于诸因素的弥补或者互相干扰，阻止两眼视功能的发育和眼肌平衡关系形成隐斜或显斜。

四、隐斜的症状

（一）由于持续使用神经肌肉储备力所致症状

（1）头痛、眼睛酸痛：此症状一般在做近距离工作、阅读，做微细工作、长时间操纵计算机、看电视后出现。

（2）改变注视点困难，即看近距离目标后，抬头看远距离目标时视力模糊，在看远距离目标后低头看近距离目标时出现同样现象。

（3）喜暗羞明，在强光下畏光，喜欢戴黑色眼镜，闭眼休息后舒适。

（二）由于不能长时间用两眼单-视引起的症状

如字迹模糊，看书串行，长时间看书可引起头痛，出现间歇性显斜或者间歇性复视。

（三）由于肌肉紧张力改变引起的症状

缺乏肌力传导感，空间定位错误，并且不能从事立体视工作。尤其是选飞行员时，其隐斜度超过6△的不能选。

（四）神经反射性症状

恶心、呕吐、结膜经常充血、失眠等。

五、隐斜视的治疗

（一）屈光矫正

首先在睫状肌充分麻痹下准确地矫正屈光不正，尤其是 16 岁以下少年儿童应当用 1% 阿托品，每日点眼 3 次，连续点 3 ~ 7 d，检查屈光状态后，佩戴矫正眼镜。青年、中年以上可用小瞳验光矫正，远视眼有内隐斜时应作充分矫正屈光不正，屈光参差引起的隐斜或有散光者充分矫正，使之获得清晰的远视力。如果是近视眼引起的外隐斜，应该给予获得清晰远视力的最低镜片，以促进双眼视及融合反射为原则。轻度远视或者远视散光，因调节紧张视力下降并有外隐斜视，应当用远视或远视散光镜片矫正视力，同时应作辐辏训练。

（二）隐斜引起的各种症状明显者

应适当休息，配合药物治疗。可用能量合剂、维生素 B_1、谷维素、维生素 K_4，同时适当地用镇静剂，目前市场上有消疲灵眼药水，对眼疲劳症明显的患者效果较好，每日点眼 3 次，也可以用红花等活血化瘀药物。

（三）可作眼肌训练

内隐斜者训练较困难，但可以用同视机等训练仪器作训练。辐辏不足型外隐斜者可作辐辏训练。

（四）三棱镜治疗

用基底向内的三棱镜治疗内隐斜，一般矫正隐斜度的 1/3。基底向外的三棱镜治疗外隐斜。上隐斜矫正隐斜度的 2/3。但有的学者认为三棱镜治疗效果不佳，有时，反而加重眼睛疲劳症状。

（五）手术治疗

由于隐斜症状明显，用任何保守方法治疗无效，且难以坚持工作者，可以用手术方法矫正隐斜，但手术一定要慎重，特别是由隐斜逐渐变为间歇性外斜视者，其斜视度超过 15 △ ~ 20 △ 者应早期做两眼外直肌适量后退术（2 ~ 3 mm）。上隐斜视超过 10 △ 者可做手术矫正。

第二节　共同性斜视

共同性斜视是指眼外肌功能异常，一对拮抗肌的力量不平衡，在双眼注视同一目标时，一眼注视而另一眼出现偏斜的现象，偏于内侧者为内斜，偏于外侧者为外斜。

一、共同性内斜视

（一）病因

共同性内斜视的融合功能不健全，不能双眼单视，也不能形成正常的立体视觉。

1. 调节性内斜

调节性内斜多发生在 3 岁左右的幼儿，因过度调节而增强集中能力，形成内斜视。

2. 非调节性内斜

本型多在出生后即可发病。两眼视力虽然相等又无明显屈光不正，但因眼外肌解剖异常。集合力过强，特别是外直肌发育不良、功能较弱或者受过损伤，使外展较弱而形成内斜视。

（二）临床表现

1. 眼位向内偏斜，其表现形式可能为单眼性或交替性。①单眼性斜视多一眼视力好，注视眼固定于该眼；另一眼视力差，成为固定性斜视眼。②交替性斜视多因双眼视力都好，任何一眼都可作注视眼或斜视眼，呈交替出现。

2. 眼球运动正常。

3. 角膜映光法检查，一眼反光点在角膜中央，另一眼反光点偏向角膜的颞侧。

4. 一眼或双眼中有中等或中等度以上的远视。

5. 第一斜视角和第二斜视角相等。

6. 经常偏斜眼长期处于被抑制状态，最终形成失用性弱视。

（三）治疗

1. 儿童内斜视合并有远视眼者应验光配镜，以矫正其斜视和恢复双眼单视功能，常可使眼位得到满意的矫正。

2. 滴用阿托品眼膏麻痹睫状肌，消除调节作用，防止和治疗失用性弱视。应先滴健眼使其视力模糊，迫使斜视眼得到锻炼，以提高视功能。如此反复多次，内斜视可得到矫正。经治疗一年以上无效者，可考虑手术矫正，术后仍需配镜。

3. 非调节性内斜可考虑手术治疗，手术应当从幼年时开始，关键时期为 5 岁前；成年以后难以恢复双眼单视功能，因而手术只是解决美容问题。

二、共同性外斜视

（一）分类

共同性外斜视指双眼注视同一目标时，一眼眼轴出现不同程度的外斜征象。根据其发病情况，它可分为以下两类：

1. 原发性共同性外斜视

原发性共同性外斜视由中枢性的辐辏与分开兴奋的不平衡或融合功能太差所致。

2. 继发性共同性外斜视

继发性共同性外斜视多由辐辏减弱或失去作用所致，可见于没有双眼单视功能的内斜视。其内斜程度随年龄增长而减弱，并逐步形成外斜视。

（二）临床表现

1. 眼位向外偏斜，双眼向同一目标注视时，其中一眼向外偏斜，其偏斜眼根据其类型不同而表现不一。原发性者开始为间歇性，以后为恒定性。继发性者为恒定性外斜，是由原来内斜视自然转化而来。

2. 斜视度变化较大，清晨思想集中时，斜视度明显减小，精神不集中时斜视角加大。

3. 眼球运动正常。

（三）治疗

1. 进行弱视治疗，做融合功能训练，提高辐辏能力。

2. 手术矫正。要尽早进行手术，其原则是两眼外直肌后退。

3. 佩戴高度凹透镜，达到最好视力。

4. 建立双眼视觉。

第三节　非共同性斜视

非共同性斜视是指眼位偏斜，双眼分别注视时和各方向注视时测量的偏斜角不同，第二斜视角大于第一斜视角；眼球向一个或者几个方向运动受限制；可有复视及代偿头位。

一、临床特点

（一）临床表现

复视和眩晕；眼球运动障碍；眼位偏斜，双眼分别注视时和向各方向注视时测量的偏斜角不同，第二斜视角大于第一斜视角；可有复视及代偿头位。

（二）误诊分析

临床上易误诊为非共同性斜视的疾病特点如下。

1. 先天性斜颈：有产伤史，生后即发现颈部胸锁乳突肌呈索条状，头向患侧斜。而眼科斜颈胸锁乳突肌不强硬，闭合一眼后头位改善或消失。

2. 共同性斜视：多在 5 岁前发病，病因未明。无明显自觉症状，眼球运动正常，第一斜视角等于第二斜视角，向各方向注视的斜视度不变。

3. 牵制性斜视：由于眼眶内肌肉或筋膜的异常对眼球产生牵制力，限制眼球的运动，产生的斜视称为牵制性斜视。病因有先天发育异常或后天外伤手术。此病被动牵拉试验阳性。

4. Duane 眼球后退综合征：先天性眼球运动异常，Ⅰ型有患眼外转受限，第一眼位可视正位，内转时睑裂缩小，眼球后退。有代偿头位。

5. 眼眶肿瘤或炎性假瘤：可引起眼球突出和眼球运动受限；眶壁骨折肌肉嵌顿可导致眼球运动受限，患者自觉复视。

6. 甲状腺相关性眼病：有或无甲状腺功能亢进病史，单眼或双眼突出，上睑退缩和迟落，结膜充血，眼外肌肌腹肥大，常引起眼位偏斜和眼球上转、外运动转受限。患者常有复视。

7. 重症肌无力：可累及提上睑肌和所有眼外肌，根据受累肌肉可有上睑下垂和不同方向眼球运动受限。常在晨起较轻，下午加重，休息后减轻。新斯的明试验阳性。

二、辅助检查

（一）眼球运动检查

观察双眼运动是否对称及有无运动限制或过强。

（二）复像检查

复像检查可有麻痹眼和麻痹肌。

（三）眼科全面检查

眼科全面检查包括裂隙灯检查和眼底检查。

（四）影像学检查

B 型超声、眼眶和颅脑 CT、MRI 等有助于眼眶及神经系统疾病的诊断。

（五）Hess 屏检查

Hess 屏检查用以明确麻痹眼及肌肉。

（六）试验检查

1. 牵拉试验：检查眼外肌有无运动限制。

2. 考虑重症肌无力时，应作新斯的明试验。

（七）其他检查

1. 视力：分别检查双眼视力（包括裸眼、矫正和小孔视力），确定有无弱视。

2. 用角膜映光法和三棱镜测量眼球在第一眼位和各方位的斜视度。测量第一偏斜角和第二偏斜角。

3. 神经科检查：寻找麻痹性斜视的病因，内科检查除外内分泌疾病。

三、治疗要点

（一）治疗原则

先天性麻痹性斜视患者应早期手术，以给患儿创造发展双眼视觉的条件。对后天性麻痹性斜视患者，应首先弄清病因，针对病因进行治疗。在排除其他疾患，或者病情稳定一段时间后，才可考虑其他疗法。

（二）具体治疗方法

1. 药物疗法

全身使用神经营养药，给予维生素 B_1、维生素 B_{12} 或者三磷腺苷等药物治疗，或者针对原发病进行药物治疗。

2. 光学疗法

在 10 △ 以内的斜视，可试戴三棱镜以消除复视。由于麻痹性斜视患者其斜视度随注视方向而变动，所以只能矫正位于正前方以及正下方的复视。

3. 手术治疗

在弄清病因或证明其已停止发展、保守治疗无效的情况下，病情稳定 3～6 个月以后，可考虑手术治疗。

4. 眼眶疾病

由眶内炎症引起者经抗感染治疗后可好转。有肿瘤者应手术摘除。眼眶骨折应在发病早期尽早手术，错误手术时间可使肌肉及筋膜组织发生粘连硬化而导致手术失败。

5. 甲状腺相关性眼病

甲状腺相关性眼病以内科治疗为主，眼部局部滴用或球后注射皮质激素。眼位稳定后可行手术矫正斜视。

眼 **微信扫码**
◆ 临床科研
◆ 医学前沿
◆ 临床资讯
◆ 临床笔记

第六章　眼屈光不正

第一节　近视

近视是眼在调节松弛状态下，平行光线经眼的屈光系统屈折后聚焦在视网膜前方，视网膜上只能形成弥散光圈，因此看不清远处目标。同理，从近视眼视网膜发出的光线称为集合光线，其焦点位于眼球和无限远之间，称为近视眼的远点。如果目标恰好位于近视眼的远点，则可在视网膜上形成焦点，所以近视眼看近距离目标时清晰。近视眼的发生主要与遗传和环境两大因素有关。近视眼按其性质可分为轴性近视、曲率性近视和屈光指数性近视；按其程度可分为轻度近视、中度近视和高度近视。

一、分类

（一）按近视的性质分类

1. 轴性近视

眼轴过长，但眼屈光力正常者。

2. 曲率性近视

角膜或晶状体的表面弯曲度过大，而眼轴正常者。

3. 屈光指数性近视

屈光指数性近视多由于晶状体屈光指数增大所致。

（二）按近视的程度分类

1. 轻度近视 $-3.00\,D$ 以下。

2. 中度近视 $-3.00 \sim -6.00\,D$。

3. 高度近视 $-6.00 \sim -9.00\,D$。

4. 超高度近视 $-9.00\,D$ 以上。

二、临床特点

（一）主要表现

1. 视力障碍：特点为远视力减弱，近视力正常。

2. 出现视疲劳。

3. 眼球突出，眼轴变长。

（二）次要表现

1. 出现外隐斜或外斜视：集合功能减弱所致。

2. 引起弱视：为儿童时期的近视影响视觉发育所致。

3. 玻璃体液化、混浊、后脱离。

4. 眼底改变：较高度者可出现眼底改变，如近视弧形斑，或环形斑；豹纹状眼底；黄斑部出血或有脉络膜新生血管膜、形状不规则的白色萎缩斑及色素沉着呈圆形的 Fuchs 斑；巩膜后葡萄肿；周边部视网膜格子样变性、囊样变性、视网膜裂孔、继发视网膜脱离周边部视网膜变性等。

（三）误诊分析

1. 假性近视

由于睫状肌过度收缩而引起的调节痉挛造成的近视，即调节痉挛性近视，当应用睫状肌麻痹剂后这部分近视即消失。

2. 高度近视眼

有眼底改变时应与年龄相关性黄斑变性、眼组织胞浆菌病、回旋状脉络膜萎缩和眼弓形虫病相鉴别。

三、辅助检查

（一）主要检查

屈光检查呈近视屈光状态。

（二）次要检查

眼超声检查显示眼轴长。

四、治疗要点

（一）治疗原则

佩戴合适的凹透镜进行矫正。必要时可行屈光性角膜手术治疗。

（二）具体治疗方法

1. 非手术疗法

（1）佩戴框架眼镜：是矫正近视最传统、最安全的方法，即在眼前放置一片适度的凹透镜片，使平行光先在进入眼前先分散，经过镜片与眼睛共同组成的屈光系统后恰好聚焦于视网膜上。在配镜前，要进行详细的屈光检查，对青少年近视者，屈光检查要在睫状肌麻痹下进行，12 岁以下者最好在 1% 阿托品。12 岁以上用 2% 阿托品或快散瞳剂进行散瞳验光，以除外假性近视的干扰；配镜的原则为选择能矫正至最好视力的最低度数镜片，同时应注意瞳距准确。

（2）佩戴角膜接触镜：角膜接触镜的优点是对成像放大率影响较小，视野较大，不影响外观。透气性好的硬性角膜接触镜对青少年近视的发展有一定的阻止作用。置于角膜前，所用屈光度比框架眼镜低。但存在个别人佩戴不适，有角膜、结膜刺激征，过敏性结膜炎，眼干燥等表现。佩戴时应注意清洁及卫生；避免划伤角膜造成感染。

（3）角膜塑形术治疗镜：应用非球面逆转技术而特殊设计的透氧性角膜接触镜，通过压迫角膜中央视区，使角膜中央区率变小，从而使角膜屈光力降低，起到矫正近视的作用，并可在摘镜后的一段时期内保持这一作用，但无防止近视发展的作用。一旦停戴，迅即回退。如使用不当，可发生严重并发症，因此，使用时应严格掌握适应证和使用规则。

目前建议适用的筛选原则有①近视屈光度 ≤ –3.00 D。②近视散光 ≤ 1.50 D，且为顺归性散光。③角膜屈折力为 43.0 ~ 45.0 D。④矫正视力 > 0.8。⑤年龄 ≥ 7 岁的合并发作者。⑥已佩戴接触镜者，需停戴 2 个月以上。⑦无眼部疾患且角膜正常。

2. 手术疗法

（1）角膜屈光手术，如准分子激光角膜切除术、准分子激光原位角膜磨镶术、角膜基质环植入术等。

（2）眼内屈光手术，如晶状体摘除及人工晶状体植入术、有晶状体眼人工晶状体植入术等。

（3）巩膜屈光手术：后巩膜加固术适应于高度近视的发病初期，期望巩膜加固阻止近视眼的发展。

（4）准分子激光手术：①适应证：年龄满 18 周岁以上。近 2 年屈光度稳定，其发展速度每年不大于 0.50 D。矫正屈光度的范围：近视 ≤ –15.00 D，散光 ≤ 6.00 D。双眼屈光度不等的屈光参差者。佩戴角膜接触镜者：软镜应停戴 1 周以上，硬镜应停戴 3 周以上。角膜厚度大于 450 μm。眼部检查无活动性眼病者。患者本人有摘镜的需求。②禁忌证：有眼部活动性炎性病变者；患有圆锥角膜、青光眼、兔眼、眼干燥症、角膜内皮变性等眼科疾病者；曾经发生过眼底出血、视网膜脱离者；矫正视力极差的重度弱视者；高度近视且瞳孔过大者；常夜间行车的驾驶员；具有瘢痕体质、糖尿病、结缔组织病等影响角膜伤口愈合的疾病患者；有精神疾病且正在服药者。

第二节　远视

远视是眼在调节松弛状态下，平行光线经眼的屈光系统屈折后聚焦在视网膜后，在视网膜上形成一弥散光圈，不能形成清晰的物像。眼在通过调节作用后，使屈折力增强，部分降低远视的屈光度，轻微的远视甚至可以全部消失，表现为正视眼（潜伏性远视），只有当应用睫状肌麻痹剂后才能表现出来。

一、分类

（一）按远视的性质分类

1. 轴性远视

眼轴较正常眼短，是远视眼中最常见的一类。

2. 曲率性远视

任何屈光面的弯曲度变小所表现的远视，如扁平角膜。

3. 屈光指数性远视

屈光指数性远视由屈光间质的屈光指数降低造成。

4. 无晶状体性远视

术后无晶状体或晶状体全脱位均可表现出高度远视。

（二）按远视的程度分类

1. 轻度远视

+3.00 D 以下。

2. 中度远视

+3.00 ~ +6.00 D。

3. 高度远视

+6.00 D 以上。

二、临床要点

（一）主要表现

1. 视觉障碍

视觉障碍与远视程度有关。轻度远视可表现为隐性远视，无视力障碍。随着远视度数增加，先表现为近视力下降，远视力可正常。高度远视时远、近视力均下降。视力下降程度也与患者年龄、所具有的调节能力有关。

2. 视疲劳

出现视疲劳症状，如眼球和眼眶胀痛、头痛，甚至恶心、呕吐等，尤其在近距离工作时明显，休息后减轻或消失。

3. 眼位偏斜

由过度调节所伴随的过度集合导致内斜视。

4. 引起弱视

高度远视且未在 6 岁前适当矫正的儿童易发生。

5. 眼底改变

较高度远视者可表现为视盘较小，色红，边界尚清，微隆起等。常伴有慢性结膜炎、睑缘炎等疾病。

（二）次要表现

眼球改变：角膜扁平，弯曲度小。眼球各部分均较小，晶状体大小基本正常，前房浅。

（三）误诊分析

1. 视盘炎或水肿

视盘炎或水肿可有视力下降。远视眼视盘呈假性视盘炎表现，但矫正视力正常，或与以往相比无变化，视野无改变，长期观察眼底无变化。

2. 原发性青光眼

远视眼的症状可与原发性青光眼相似，但眼压正常。

三、辅助检查

（一）眼超声检查

眼超声检查显示眼球小、眼轴短。

（二）屈光检查

屈光检查呈远视屈光状态。

四、治疗要点

（一）治疗原则

佩戴凸透镜片，选用矫正视力最好、屈光度高的镜片。

（二）具体治疗方法

1. 戴镜治疗

需用凸透镜片矫正。轻度远视者，视力正常，并且无症状者，不需配镜。轻度远视者如有视疲劳和内斜视者，应配镜矫正。中度以上远视应配镜矫正，以便增加视力，解除视疲劳和防止内斜视发生。

2. 手术治疗

（1）准分子激光屈光性角膜手术：应用准分子激光切削周边部角膜组织，以使角膜前表面变陡屈折力增加。此手术对 +6.00 D 以下的远视矫治效果良好。

（2）钬激光角膜热成形术：手术区位于角膜周边部，但准确性不及准激光分子。

（3）角膜表面镜片术：适用于高度远视，以及不适合植入人工晶状体的无晶状体眼者。

第三节　散光

散光是指眼球各条径线的屈光力不等，平行光线进入眼内后不能形成焦点而形成焦线的一种屈光状态。角膜各径线的曲率半径不一致是散光的最常见原因。这一类散光称作曲率性散光，又分为规则散光和不规则散光。

一、分类

（一）规则散光

角膜各径线的曲率半径大小不同，在角膜上一个主径线的曲率半径最小，即屈光力最强，而与此径线垂直的另一主径线的曲率半径最大，即属光力最弱，这种散光能被柱镜片矫正，是平行光线聚焦于视网膜上称为规则散光。自然形成的散光多数为规则散光。规则性散光又有以下两种分类。

1. 根据轴的位置分类

（1）顺规性散光：当最陡的径线（屈光力最强）位于或接近 90° 时，为顺规性散光，能用轴位于或接近 90° 的正柱镜矫正，或用轴位于或接近 180° 的负柱镜矫正。

（2）逆规性散光：当最陡的径线（屈光力最强）位于或接近 180° 时，为逆规性散光，能用轴位于或接近 180° 的正柱镜矫正，或用轴位于或接近 90° 的负柱镜矫正。

（3）斜轴散光：当主径线既不接近 90° 也不接近 180° 时，为斜轴散光。

2. 根据各径线的屈光状态分类

（1）单纯近视散光：一个焦线在视网膜上，另一个焦线在视网膜前。

（2）单纯远视散光：一个焦线在视网膜上，另一个焦线在视网膜后。

（3）复性近视散光：两个焦线均在视网膜前，但屈光力不同。

（4）复性远视散光：两个焦线均在视网膜后，但屈光力不同。

（5）混合散光：一条焦线在视网膜前，另一焦线在视网膜后。

（二）不规则散光

眼球的屈光状态不但各经线的屈光力不相同，在同一径线上各部分的屈光力也不同，没有规律可循。

二、临床特点

1. 主要表现

（1）视力障碍：除轻微散光外，均有远近视力障碍。单纯散光视力轻度减退，复性及混合散光视力下降明显。

（2）视力疲劳：是散光眼常见的症状，表现为眼痛、眶痛、流泪，看近物不能持久，单眼复视，视力不稳定，看书错行等。

（3）眯眼视物：看近看远均眯眼，以起到针孔及裂隙效果，减少散光。

（4）散光性儿童弱视：多见复性远视散光及混合性散光。

2. 次要表现

代偿头位：为消除散光的模糊感觉，求得较清晰视力，出现头位倾斜和斜颈等。

3. 误诊分析

视力疲劳时应与青光眼鉴别。

三、辅助检查

屈光检查呈散光屈光状态。

四、治疗要点

（一）治疗原则

佩戴柱镜片，原则上散光需全部矫正，但也要根据患者的适应程度进行调整。

（二）具体治疗方法

1. 规则散光

佩戴圆柱透镜进行光学矫正，远视散光用凸透镜，近视散光用凹透镜。轻度散光如没有临床症状则不必矫正。儿童，尤其是学龄前儿童，一定充分矫正散光，这样有助于视觉发育，是防治弱视的必要手段。

2. 不规则散光

（1）非手术治疗：可佩戴角膜接触镜矫正。

（2）手术矫正：散光性角膜切开术（AK）；准分子激光屈光性角膜手术可有效矫治散光。

第四节 老视

随着年龄的增长，晶状体弹性逐渐下降，睫状肌的功能也逐渐变弱，从而引起调节功能减弱，年龄在 40 岁以上者，会逐渐出现阅读及近距离工作困难，这种由于年龄所致的调节功能减弱即称为老视。

一、临床特点

（一）主要表现

1. 出现阅读等近距离工作困难。

2. 初期常将阅读目标放得远些才能看清，光线不足时尤为明显。

（二）次要表现

常产生因睫状肌过度收缩和相应的过度集合所致的视疲劳症状。

（三）误诊分析

本病需要与远视鉴别：远视是一种屈光不正。高度远视时视远物不清楚，视近物更不清楚，需用镜片矫正。

二、辅助检查

屈光检查：在屈光度的基础上加上年龄应戴的老视镜度数。

三、治疗要点

（一）治疗原则

正视眼 45 岁时需要增加 +1.51 D，50 岁需增加 +2.0 D，随着年龄增加，每 5 年需增加 +0.5 D，60 岁需戴 +3.0 D 的眼镜。

（二）具体治疗方法

1. 非手术治疗

（1）进行远、近视力检查和验光。

（2）根据被检者工作性质和阅读习惯，选择合适的阅读距离进行老视验配。

（3）可选用单光眼镜、双光眼镜和渐变多焦滴眼镜的凸透镜矫正。

2. 手术治疗

（1）准分子激光多焦点切削方式矫治老视。

（2）巩膜扩张术：将巩膜扩张，增加睫状肌的张力，增加晶状体悬韧带的运动幅度，达到矫治老视的作用。

微信扫码
◆ 临床科研
◆ 医学前沿
◆ 临床资讯
◆ 临床笔记

第七章 白内障

第一节 先天性白内障

一、病因病机

本病指晶状体混浊在出生前后即已存在，少数可在出生后逐渐形成，为先天遗传或发育障碍的白内障。晶状体混浊部位不一，形态各异，多较局限，且静止不变。少数病变者缓慢发展，大部分病变者视力无太大影响，预后良好。少数晶状体混浊较重者可造成视觉发育障碍，日久形成弱视。

（一）中医学认识

1. 先天禀赋不足或父母遗传：先天禀赋不足，肝肾虚亏，脏腑精气不足以充养眼目，故晶状体无以维持其清澈之质，因无视觉，视物不见故眼球震颤不定，舌质淡苔薄白脉弱为肝肾不足之症。

2. 脾肾两虚：患儿眼目失养，肾为先天之本，脾为后天之本，脾之生化、健运有赖于肾阳温煦，脾肾两虚，则精微之生化健运失常，无以濡养眼目，故晶状体混浊，视力差，弱视。胞睑属脾，脾虚则眼睑开合乏力，或常喜垂闭。肾阳不足，不能温煦脾阳，故便溏，腹冷痛，下痢泄泻。

3. 孕妇感受风毒，或服用某些药物，影响胎儿发育而致。

（二）西医学认识

1. 遗传性

近50年来对于先天性白内障的遗传已有更深入的研究，大约有1/3先天性白内障是遗传性的。其中常染色体显性遗传最为多见。我国的统计资料表明，显性遗传占73%，隐性遗传占23%，尚未见伴性遗传的报道。在血缘配婚比率高的地区或国家，隐性遗传也并非少见。

2. 非遗传性

非遗传性为孕期母体或胚胎的全身病变对胚胎晶状体的损害，包括怀孕头3个月的病毒感染（风疹、水痘、单纯疱疹、麻疹、带状疱疹以及流感等病毒），此时期晶体囊膜尚未发育完全，不能抵御病毒的侵犯，而且此时的晶体蛋白合成活跃，对病毒的感染敏感，因此影响了晶体上皮细胞的生长发育，同时有营养和生物化学的改变，晶体的代谢紊乱，从而引起混浊。在多种病毒感染所致的白内障中，以风疹病毒感染最为多见。妊娠期营养不良，盆腔受放射线照射，服用某些药物（如大剂量四环素、激素、水杨酸制剂、抗凝剂等）、妊娠期患系统疾病（心脏病、肾炎、糖尿病、贫血、甲亢、手足抽搐症、钙代谢紊乱）以及维生素D缺乏等，均可造成胎儿的晶体混浊。先天性白内障另一个常见的原因是胎儿最后3个月的发育障碍。典型表现是早产儿出生时体重过低和缺氧，中枢神经系统损害。已有动物实验证实宫内缺氧可以引起先天性白内障。

3. 散发性

约有 1/3 先天性白内障原因不明，即散发性，无明显的环境因素影响。在这组病例中可能有一部分是遗传性的，新的常染色体显性基因突变，在第一代有白内障，但无家族史，因此很难确定是遗传性。隐性遗传的单发病例也很难诊断为遗传性。

二、临床表现

（一）一般表现

1. 小儿出生后视力低下，或仅有光感。

2. 检查发现晶状体混浊。晶状体混浊可能有多种形态，有全白内障、核性、绕核性、点状、前极、后极性白内障等，如为全白内障，用手电筒照射可见瞳孔区为灰白色，如为部分混浊，则须扩瞳后才能查清。

（二）分类表现

白内障患儿常伴有发育上的其他异常，如小眼球、眼球震颤、多指等。

1. 全白内障

晶体全部或近于全部混浊，也可以是在出生后逐渐发展，在 1 岁以内全部混浊，这是因为晶体纤维在发育的中期或后期受损害所致。临床表现为瞳孔区晶体呈白色混浊，有时囊膜增厚，钙化或皮质浓缩甚至脱位。视力障碍明显，多为双侧性，以常染色体显性遗传最多见，在一个家族内可以连续数代遗传。少数为隐性遗传，极少数为性连锁隐性遗传。

2. 膜性白内障

当先天性完全性白内障的晶体纤维在官内发生退行性变时，其皮质逐渐吸收而形成膜性白内障。当皮质肿胀或玻璃体动脉牵拉后囊膜，可引起后囊膜破裂，加速了皮质的吸收，即表现为先天性无晶体。临床表现为灰白色的硬膜，有多少不等的带色彩的斑点，表面不规则，有时在膜的表面可看到睫状突和血管，后者可能来自胚胎血管膜。亦有纤维组织伸到膜的表面，故又称血管膜性白内障或纤维性白内障。单眼或双眼发病，视力损害严重。少数病例合并宫内虹膜睫状体炎。

3. 核性白内障

本病比较常见，约占先天性白内障的 1/4。胚胎核和胎儿核均受累，呈致密的白色混浊，混浊范围为 4～5 mm，完全遮挡瞳孔区，因此视力障碍明显，多为双眼患病。通常为常染色体显性遗传，少数为隐性遗传，也有散发性。

4. 中央粉尘状白内障

此型是在胚胎期的前 3 个月因胚胎核受损所致，胎儿核不受影响。临床表现为胚胎核的 2 个 Y 字缝之间有尘埃状或颗粒状混浊，故又称为板层粉尘状白内障。如果胎儿核也受损害，在临床即表现为核性白内障或绕核性白内障。在裂隙灯下可见混浊区内有许多细小白点，混浊的范围约为 1～2.5 mm。多为双眼对称，静止不变，对视力的影响不大。

5. 绕核性白内障

此种类型的白内障很常见，占先天性白内障 40%。因为混浊位于核周围的层间，故又称为绕核性白内障。通常静止不发展，双侧性。临床表现是在胎儿核的周围绕核混浊，这些混浊是由许多细小白点组成，皮质和胚胎核透明。在混浊区的外周，有"V"字形混浊骑跨在混浊带的前后，称为"骑子"。由于核中央透明，视力影响不太严重。本病的发生是由于晶体在胚胎某一时期的代谢障碍而出现了一层混浊。同时也可伴有周身其他系统疾病。常染色体显性遗传最多，在文献上曾有报告在一家系垂直传代多达 11 代，在 542 人中有 132 人为绕核性白内障患者。

6. 前轴胚胎白内障

此种类型白内障也是一种较常见的先天性白内障，约占 25%。在前 Y 字缝之后有许多白色碎片样或白色结晶样混浊。这些混浊是胚胎期前 4 个月形成，由于混浊局限，对视力无很大影响，因此一般不需要治疗。

7. 前极白内障

本病的特点是在晶体前囊膜中央的局限混浊，混浊的范围不等，有不超过 0.1 mm 的小白点混浊；亦可很大，并占满瞳孔区，多为圆形，可伸入晶体皮质内或是突出到前房内，甚至突出的前极部分触及角膜，称为角锥白内障。在角膜中央有相对应的白色局限性混浊，部分有虹膜残膜。前极白内障的晶体核透明，表明胚胎后期的囊膜受到损害，囊膜异常反应而形成一个白色团块，用针可将混浊的团块拔掉，保持晶体囊膜的完整性。双侧患病，静止不发展，视力无明显影响，可不治疗。

8. 后极性白内障

本病特点为晶体后囊膜中央区的局限性混浊，边缘不齐，形态不一，呈盘状、核状或花萼状。常伴有永存玻璃体动脉，混浊的中央部分即是玻璃体动脉的终止区。少数病变为进行性，多数静止不变。很少有严重视力减退。在青少年时期，后极部的混浊向皮质区发展，形成放射状混浊，对视力有一定影响。

9. 缝状白内障

本病的临床表现是沿着胎儿核的 Y 字缝出现异常的钙质沉着，是 3 个放射状白线，因此又称为三叉状白内障。由线状、结节状或分支样的混浊点构成 Y 字缝的白内障，绿白色或蓝色，边缘不整齐。一般有局限性，不发展。对视力影响不大，一般不需要治疗。常有家族史，有连续传代的家系报道，为常染色体显性遗传。可合并花冠状白内障或天蓝色白内障。

10. 珊瑚状白内障

珊瑚状白内障较少见。在晶体的中央区有圆形或长方形的灰色或白色混浊，向外放射到囊膜，形如一簇向前生长的珊瑚，中央的核亦混浊，对视力有一定的影响，一般静止不发展，多有家族史，为常染色体显性的隐性遗传。

11. 点状白内障

晶状体皮质或核有白色、蓝绿色或淡褐色的点状混浊，发生在出生后或青少年时期。混浊静止不发展，一般视力无影响，或只有轻度视力减退，有时可合并其他类型混浊。

12. 盘状白内障

本病是 Nettleship 等人在 Coppock 家庭中发现数名先天性白内障，故又名 Coppock 白内障，其特点是在核与后极之间有边界清楚的盘状混浊，清亮的皮质将混浊区与后极分开。因混浊的范围小不影响视力，晶体的混浊发生在胚胎期的第 4 月，可能与晶体的局部代谢异常有关。

13. 圆盘状白内障

圆盘状白内障比较少见。瞳孔区晶体有浓密的混浊，中央钙化，并且变薄，呈扁盘状，故名圆盘状白内障。由于晶体无核，中央部变得更薄，横切时如哑铃状。有明显的遗传倾向。

14. 硬核液化白内障

硬核液化白内障很少见。由于周边部晶体纤维层液化，在晶体囊膜内有半透明的乳状液体，棕色的胚胎核在液化的皮质中浮动，有时核亦液化。当皮质液化时，囊膜可受到损害而减少通透性，晶体蛋白退出后刺激睫状体，或是核浮动刺激睫状体，因此可有葡萄膜炎或青光眼发生。

三、诊断要点

1. 晶状体混浊多在出生后即存在，个别延至婴幼儿乃至青春期才渐趋明显。
2. 多为对称性双眼晶状体混浊，且比较局限，大部分静止不变。
3. 无外伤，无其他眼病史。

四、实验室和其他辅助检查

（一）视网膜电流图

视网膜受到迅速改变的光刺激后，从感光上皮到两极细胞及无足细胞等能产生一系列的电反应，视网膜电流图就是这些不同电位的复合波。正常视网膜电流图有赖于视网膜色素上皮、光感受器、外网状层、双极细胞、水平细胞、无足细胞、Muller 细胞及视网膜脉络膜血循环等的正常功能。这些因素中的一种或多种受累都可导致 ERG 异常，所以视网膜电流图主要是反映视网膜外层的情况。小的损伤，如黄斑区的病变，因为受累的感光上皮为数很少，ERG 不出现反应；视神经萎缩，因受累的部位主要是在神经节细胞，ERG 正常，亦不出现反应。

将一电极放置在角膜上，另一电极放置于最靠近眼球后部的眶缘部分，当视网膜受到光刺激时，通过适当的放大装置将视网膜电位变化记录下来，即为视网膜电流图。

视网膜电流图在临床上常用于视网膜循环障碍疾病、遗传性视网膜变性（如视网膜色素变性等）、糖尿病性视网膜病变、视网膜脱离、眼外伤（如视网膜铁质沉着症以及交感性眼炎等）、夜盲、青光眼、白内障、色盲等疾病的诊断。

（二）视觉诱发电位（VEP）

检查的目的主要反映视网膜神经节细胞至视觉中枢的传导功能。

患者在暗室内，有效电极置于枕叶头部皮肤，无效电极置于耳垂或其他部位，接受的 VEP 信号图像经电子计算机叠加平均处理，由放大器在示波器上显示。

（三）B 超

B 超可发现球内其他病变以排除其他疾患，对白内障诊断、手术方式的选择及预后有特殊意义。

（四）实验室检查

1. 染色体核型分析和分带检查：先天性白内障合并其他系统的畸形，这些患者有可能是染色体病，因此要完成上述检查。

2. 血糖、尿糖和酮体测定：用以发现糖尿病、新生儿低血糖症，故应做上述检查。

3. 尿液检查：肾病合并先天性白内障，应查尿常规和尿氨基酸，以确诊 Lowe 综合征、Alport 综合征等；尿苯丙酮酸检查阳性、尿氯化铁试验阳性，以确诊苯丙酮尿症。

4. 血清钙、磷测定：甲状旁腺功能低下，血清钙降低，血清磷升高，血清钙低于 1.92 mmol/L 有低钙性白内障发生。

5. 氨基酸测定：应用氨基酸自动分析仪测定血氨基酸水平，可以诊断某些代谢病合并先天性白内障，如同型胱氨酸尿症、酪氨酸血症。

6. 血清抗体测定：母亲感染风疹病毒后，取急性期或恢复期血清，测血清抗体滴度，如果高于正常 4 倍，则为阳性结果，诊断风疹综合征。

五、鉴别诊断

新生儿出生后瞳孔区有白色反射称为白瞳症，其中最常见的即是先天性白内障，但还有其他眼病也可造成。因各类眼病治疗和预后不同，及时正确的鉴别诊断是非常必要的。

（一）早产儿视网膜病变（晶体后纤维增生）

本病发生于体重低的早产儿，吸入高浓度的氧气可能是其致病原因。双眼发病，视网膜血管扩张迂曲，周边部视网膜有新生血管和水肿，在晶体后面有纤维血管组织，将睫状体向中央部牵拉，因而发生白内障和视网膜脱离。

（二）永存增生原始玻璃体

患儿为足月顺产，多为单眼患病，患眼眼球小，前房浅，晶体比较小，睫状突很长，可以达到晶体的后极部，晶体后有血管纤维膜，其上血管丰富。后极部晶体混浊，虹膜 – 晶体膈向前推移。

（三）炎性假性胶质瘤

炎性假性胶质瘤多为双眼发病，少数为单眼，在晶体后有白色的斑块，眼球变小，眼压降低. 其发病原因是在胚胎发育的最后 3 个月，在子宫内受到母亲感染的影响或是出生后新生儿期眼内炎造成的。

（四）视网膜母细胞瘤

儿童期最常见的眼内恶性肿瘤，虽然多发生在 2 ~ 3 岁以前，但也可发病很早，在出生后数日内即可见白瞳孔。由于肿瘤是乳白色或黄白色，当其生长到一定大时，进入眼内的光线即反射成黄白色。肿瘤继续生长引起视网膜脱离，表面有钙化点，眼压升高，最后继发青光眼及眼外转移。

（五）外层渗出性视网膜炎（Coats 病）

视网膜有白黄色病变，轻度隆起，表面有新生血管和微血管瘤，毛细血管扩张，严重者因视网膜广泛脱离而呈现白瞳孔反射。晚期虹膜新生血管、继发性青光眼和虹膜睫状体炎。

（六）视网膜发育不良

患儿为足月顺产，眼球小，前房很浅，晶体后有白色的组织团块而呈白瞳孔。常合并大脑发育不良，先天性心脏病，腭裂和多指畸形。

（七）先天性弓形虫病

本病近年来在我国已有报道。其特点是反复发生的眼内炎症，最后遗留脉络膜视网膜的色素性瘢痕，病灶多见于黄斑区，因而有白瞳孔的表现。并可有肝脾肿大、黄疸、脑积水和脑钙化。弓形虫间接血液凝集试验阳性，弓形虫间接免疫荧光抗体试验阳性，可以做出诊断。

（八）弓蛔线虫痛

患病儿童的眼底有肉芽肿形成，临床分为两种类型，一是无活动炎症的后极部局限性脉络膜视网膜肉芽肿，一是有明显炎症的玻璃体混浊，二者均可致白瞳孔反射。询问病史，患儿有动物（猫狗）接触史。

其他少见的白瞳症还有 Nonie 病、眼底后极部缺损、玻璃体积血机化、严重的视网膜胶质增生等。

六、并发症

许多先天性白内障患者常合并其他眼病或异常，这些并发症的存在更加重了视力障碍，因此在诊治先天性白内障时，要重视这些并发症的存在，以便采取正确的治疗措施。

（一）斜视

约有 1/2 以上的单眼白内障患者和不足 1/2 的双眼白内障患者伴有斜视。由于单眼晶体混浊或屈光力的改变，致视力下降；或双眼晶体混浊程度不同而造成双眼视力不平衡，破坏了融合机制，逐渐造成斜视。此外，先天性白内障的患眼可有某些解剖异常（如小眼球）和某些眼内的疾病，也可导致斜视的发生，并且逐渐加重。某些系统性疾患可为先天性白内障合并斜视，如 Lowe 综合征、Stickler 综合征、新生儿溶血症及某些染色体异常综合征。

（二）眼球震颤

因先天性白内障视力受影响，不能注视而出现摆动性或是搜寻性眼球震颤，即继发性眼球震颤，在白内障术后可以减轻或消失。如果术后眼球震颤不能消除，势必影响视力的恢复。先天性白内障合并眼球震颤也可见于某些系统疾病，如下颌－眼－面－头颅发育异常综合征、21 号染色体长臂缺失、Marinesco–Sjogren 综合征。

（三）先天性小眼球

先天性白内障合并先天性小眼球的患者，视力的恢复是不理想的，即便是在白内障术后，视力恢复亦有限。先天性小眼球的存在与先天性白内障的类型无关，有可能是在晶体不正常的发育过程中发生晶体混浊时而改变了眼球的大小，多与遗传有关。除小眼球外，还可合并某些眼内组织（如虹膜、脉络膜）缺损。先天性白内障合并小眼球者，还可见于某些系统病，如 Norrie 病、Gruber 病以及某些染色体畸变综合征。

（四）视网膜和脉络膜病变

有少数先天性白内障患者可合并近视性脉络膜视网膜病变、毯样视网膜变性、Leber 先天性黑蒙，以及黄斑营养不良。

（五）其他

除上述较常见的并发症以外，还可合并晶体脱位、晶体缺损、先天性无虹膜、先天性虹膜和 / 或脉络膜缺损、永存瞳孔膜、大角膜、圆锥角膜、永存玻璃体动脉等。

七、治疗

（一）辨证论治

1. 先天禀赋不足

主症：出生即有晶状体混浊，轻者不易觉察，重者肉眼可见瞳孔内灰白，甚则可见患儿眼球震颤，无法注视，双眼不能追随眼前移动之物体。舌质淡，苔薄白，脉弱。

治法：补益肝肾。

方药：六味地黄丸加味。

方解：以六味地黄丸为补益肝肾之基础，加用枸杞子、菊花、沙苑蒺藜、菟丝子等合用，起补益肝肾，退翳明目之效。如食少纳呆，可以六味地黄丸加山楂、鸡内金、炒白术、麦芽，有补肝肾，清积健脾之功。

2. 脾肾两虚

主症：晶状体混浊，视力欠佳，或有弱视，眼睑开合乏力，或视物稍久则常欲垂闭。食欲不振，大便溏泄或腹冷痛等，舌质淡，脉缓弱。

治法：健脾固肾。

方药：四君子汤合加减驻景丸加减。

方解：四君子汤以人参甘温益气，白术、茯苓健脾，合甘草和胃，共用可有健脾益气之功；加减驻景丸以多味子类药物如菟丝子、楮实、枸杞子等合当归、川椒以补益肝肾，填精补血；两方同用可有健脾固肾之效。

（二）中成药治疗

1. 六味地黄丸

组成：由熟地黄、山茱萸、山药、泽泻、丹皮、茯苓这六味中药组成。

用法：每次6g，每日2～3次。

2. 驻景丸

组成：楮实子、菟丝子、茺蔚子、木瓜、薏仁、三七粉、鸡内金、炒谷芽、炒麦芽、枸杞、怀山药。

用法：每次6～9g，每日2次。

（三）单方验方治疗

1. 薛氏祖传秘方

组成：谷精草120g，猪肝120g。

用法：将猪肝焙干，合诸药共研细末。每服9g，白水送下，每日1次。

2. 治障汤

组成：熟地15g，山药12g，茯苓12g，党参9g，谷精草9g，白蒺藜9g，枸杞子9g，决明子9g，菟丝子9g，菊花6g，石斛6g，五味子4.5g。

用法：每日1剂，水煎，分2次服，30d为1个疗程。同时加服维生素C 200mg，每日3次。

（四）古方治疗

1. 补中益气汤

组成：黄芪一钱（18g），炙甘草5分（9g），人参3分（6g），当归2分（3g），陈皮2分或3分（6g），升麻2分或3分（6g），柴胡2分或3分（6g），白术3分（9g）。

服法：水煎服，每日1剂，早晚分服。

方解：本方为补气升阳的代表方。黄芪补中益气，升阳固表，人参、白术、炙甘草补气健脾，当归养血和营，陈皮理气和胃，使诸药补而不滞，柴胡、升麻升阳举陷，炙甘草调和诸药。

2. 参苓白术散

组成：人参、白术、茯苓、炙甘草、陈皮、山药、炒扁豆、炒薏仁、缩砂仁、莲米、桔梗、大枣十二味中药组成。

服法：共为细末，每服二钱（6g），枣汤调下。小儿量岁数加减服之。

方解：人参、白术、茯苓益气健脾渗湿，山药、莲子肉健脾益气，兼能止泻，白扁豆、薏苡仁健脾渗湿，砂仁醒脾和胃，行气化滞，桔梗宣肺利气，通调水道，载药上行，培土生金，炒甘草健脾和中，调和诸药。

3. 驻景丸

组成：熟地黄、车前子各三两，菟丝子五两（一方加枸杞子）。

服法：蜜丸，梧桐子大，每服50丸，食前茯苓或石菖蒲煎汤送下。

方解：熟地味甘微温质润，既补血滋阴，又能补精益髓，车前子清热渗湿，明目，菟丝子滋补肝肾，明目。

4. 五子衍宗丸

组成：枸杞子400 g，菟丝子（炒）400 g，覆盆子200 g，五味子（蒸）50 g，车前子（盐炒）100 g。

服法：口服。小蜜丸每次9 g，每日2次。

方解：枸杞子、菟丝子补肾益精；覆盆子、五味子补肾涩固；车前子泻利与补肾药合用，补中有泻，以起调和作用。

5. 磁朱丸（神曲丸）

组成：磁石二两，朱砂一两，神曲四两。

服法：诸味研末，炼蜜为丸，如梧子大，饮服3丸（2 g），每日3服。

方解：方中磁石入肾，能益阴潜阳，重镇安神，为主。朱砂人心，能安神定志。两合用，使水火既济，心肾交通，乃能入寐；肾精充足，则耳聪目明。神曲健脾胃、助运化，更以蜂蜜为丸，既可和胃补中，又防诸石碍胃。

（五）针灸疗法

常用穴：分二组：①球后、上睛明（睛明穴上0.5寸）。②新明1穴（翳风斜上0.5寸，耳垂后皱褶之中点）、天柱。

备用穴：光明、肾俞、肝俞。

操作：常用穴每次1组，交替应用。备用穴酌取1～2个。球后、上睛明，用30～32号毫针直刺，针尖破皮宜快，送针须慢，如略感阻力，即应变换针向，以防刺破血管，引起眼部血肿。针深约1.5寸，使整个眼球有显著的酸胀之感。新明1穴，以28号2寸毫针，与皮肤呈60°角进针，向前上方达耳屏间切迹后，将耳垂略向前外方牵引，针体与人体纵轴成45°角徐徐刺入，直达下颌骨髁状突浅面，反复探寻满意针感，最好能使感应到达眼球，然后以中等度刺激补法，运针1 min后，取出。天柱穴略朝向同侧眼球方向刺入1.2寸，使之有酸胀感。上穴均不留针，每周1次，不计疗程。

（六）现代医学疗法

由于先天性白内障有不同的临床表现，不同的病因，可为单眼或双眼患病，有完全性或是不完全性晶体混浊，以及可能有弱视存在，所以其治疗不同于成人白内障。

1. 保守治疗

双侧不完全白内障如果视力在0.3以上，则不必手术。但婴幼儿无法检查视力，如果白内障位于中央，通过清亮的周边部分能见到眼底，可不考虑手术，可长期用扩瞳剂，直到能检查视力时，决定是否手术。但是阿托品扩瞳，产生了调节麻痹，因此阅读时需戴眼镜矫正。

应该注意的是视力与晶体混浊的密度有关，而与混浊范围的关系不密切，如5.5 mm的晶体混浊与2.0 mm混浊视力可能相同。

以往曾认为单眼的不完全白内障不必手术。实际上术后及时戴镜，遮盖健眼，或是配接触镜，还是可以达到比较好的视力。

2. 手术

（1）术前检查：①眼部：首先应了解患儿的视力。因3～4岁以下的儿童很难查视力，可通过患儿的视反射，或对外界环境的反应能力对视力进行初步判断。为明确晶体混浊的性质和程度，混浊是在逐渐加重还是在退行，应定期做裂隙灯和眼底检查。②全身：应注意是否伴有其他系统的异常，请专科医生检查，以便排除心血管和中枢神经系统的疾患，防止手术麻醉时发生意外。

此外，应仔细询问患者的家族史和遗传史，有助于疾病的诊断和了解预后。

（2）手术时间：因白内障的类型不同，选择手术的时间亦不同。

①双眼完全性白内障：应在出生后 1 ～ 2 周手术，最迟不可超过 6 个月。另一眼应在第一眼手术后 48 h 或更短的时间内手术。缩短手术时间间隔的目的更为了防止在手术后因单眼遮盖而发生剥夺性弱视。

②双眼不完全性白内障：若双眼视力 0.1 或低于 0.1，不能窥见眼底者，则应争取早日手术；若周边能窥见眼底者，则不急于手术。

③单眼完全性白内障：以往多认为单眼完全性白内障手术后不能恢复视力，因为 30% ～ 70% 完全性单眼白内障并发有其他眼部异常（小眼球、眼球震颤、斜视以及某些眼底病），同时已有弱视存在。但近年来的临床资料表明，如果能在新生儿期甚至在出生后 7 h 内手术，术后双眼遮盖，第 4 d 佩戴接触镜（26.00 ～ 30.00 D），定期随诊，直至可辨认视力表时，有较多的患眼还是可以达到 0.2 以上。如果在 1 岁后手术，即便手术很成功，瞳孔区清亮，视力很难达到 0.2。因此特别强调单眼白内障必须早期手术，并且要尽早完成光学矫正，配合严格的防治弱视的措施。

风疹综合征患儿不宜过早手术，因为在感染后早期，风疹病毒还存在于晶体内。手术时潜伏在晶体内的病毒释放而引起虹膜睫状体炎，有 20% ～ 5% 在手术后因炎症而发生眼球萎缩。风疹综合征白内障多为中央混浊，周边皮质清亮，因此可选用光学虹膜切除术。

（3）手术方式：自 1960 年 Scheie 改进了白内障吸出术后，目前该手术已广泛用于治疗先天性白内障。此手术简单、安全，可用于出生后不久的新生儿。光学虹膜切除术有一定的局限性，线状摘除术和刺囊术已很少应用。

①光学虹膜切除术：适用于散瞳后可提高视力，混浊范围小的绕核性白内障、核性白内障或前后极白内障。虹膜切除后改变了瞳孔的大小和位置，切除部位通常选择颞上象限，因上睑遮盖，对外观无明显影响。

②白内障吸出术：在全麻下手术，用手术显微镜。1% 阿托品充分散大瞳孔，角膜缘切口约 2 mm 长，刺囊刀或针头伸入前房后，将晶体前囊膜充分划破，用注吸针吸出前囊膜和皮质。吸出术保持了晶体后囊膜的完整性，但术后很快有上皮从周边向中央生长，数周后后囊膜变为半透明，影响视网膜成像。因此，目前推荐以玻璃体切割器在一次手术时即将玻璃体和晶体后囊膜切割和吸出，称为晶体切除术。因为婴幼儿和儿童的晶体后囊膜与玻璃体融合在一起，切开后囊膜时，也会同时切开玻璃体前界膜。使用玻璃体切割器可以从角膜缘切口，也有经睫状体部切口。

（4）YAG 激光与膜性白内障：先天性白内障吸出术后 90% 有继发的膜形成，1/2 以上的膜需手术切开才可提高视力。自从 1982 年 YAG 激光用于治疗膜性白内障以后，在有条件的地方已广泛应用，它具有简单、有效和安全的优点。一次手术成功率为 97%，95% 以上治疗后视力增进。白内障吸出术后一月即可行 YAG 激光后囊膜切开术，囊膜切口直径可为 3.7 mm。

YAG 激光治疗的并发症是眼压升高，一般是在术后 2 ～ 4 h 发生，24 h 内眼压可恢复正常。虹膜血管损伤或是牵拉了虹膜和晶体囊膜的粘连，引起虹膜出血或少量前房积血。囊膜碎片进入前房或玻璃体后，可引起轻度葡萄膜炎。6 ～ 20 月后少数（3% ～ 9%）发生黄斑囊样水肿。极少数可发生视网膜裂孔和视网膜脱离。YAG 激光还可损伤人工晶体。虽然 YAG 激光治疗膜性白内障有上述并发症，但在目前仍不失为治疗膜性白内障的最好方法。

（5）人工晶体植入：Choyce（1955）首先用前房型人工晶体治疗先天性白内障，但有许多并发症，现已不用。Shearin（1977）首先用后房型人工晶体，近年来后房型人工晶体已广泛用于成人和儿童。

婴幼儿和儿童植入人工晶体的目的，除了提高视力，还能防止弱视和发展融合力。但是由于婴幼儿和儿童眼组织的特点，术中和术后的并发症明显多于成年人，因此不作为常规手术，一般最早在 2 岁以后手术。

术中并发症因婴幼儿和儿童的巩膜坚硬度低，在术中有巩膜塌陷的倾向，尤其是当巩膜切口较大时容易发生，严重者有眼内容物流失的危险。

术后并发症是由于巩膜塌陷，浅前房以及晶体植入时与角膜内皮接触可造成线状角膜炎，但婴幼儿和儿童的角膜内皮活性高，所以在术后 48 ～ 72 h 即可恢复。其他并发症与成年人术后的并发症相同。如虹膜睫状体炎、眼内炎、泡性角膜病变、黄斑囊样水肿、青光眼等。

（6）角膜接触镜：单眼先天性白内障早期手术，术后佩戴接触镜是防止弱视和恢复视力的关键。单眼白内障手术后如果以眼镜矫正，双眼的影像差是 22% ～ 35%，接触镜的影像差可降至 8%，而且没有戴眼镜矫正无晶体眼所产生的三棱镜不良反应，因此周边部的视力比戴眼镜好些，视网膜像面积增大。婴幼儿也可以戴接触镜。其缺点是婴幼儿和儿童戴镜有一定困难，镜片容易丢失，变形或破裂，最大的危害是有化脓性角膜溃疡的危险。此外，由于新生儿的角膜曲率半径小，所需的正号镜片度数高，紧扣在角膜上，因此容易引起角膜水肿和上皮病变。

单眼先天性白内障术后视力能否提高，在很大程度上取决于父母的配合和耐心，因为不足 1 岁的幼儿瞬目少，镜片容易丢失；2 ～ 6 岁患儿多不合作，需更换许多镜片。单眼白内障开始应用接触镜时，应遮盖健眼，而且要严格遮盖。如果遮盖 6 个月以上仍有旁中心注视，表明弱视已不可逆，则可放弃遮盖。

3. 外用滴眼液

（1）白内停滴眼渡。

作用：阻碍醌类化合物与晶状体水溶性蛋白的结合。

用途：适用于治疗各类型白内障。

用法：滴眼，每日 4 ～ 6 次。

（2）卡林 –U 滴眼液。

作用：阻碍醌类化合物与晶状体水溶性蛋白的结合。

用途：适用于治疗各类型白内障。

用法：滴眼，每日 4 ～ 6 次。

（3）视明露点眼液。

作用：有抑制醛糖还原酶的作用。

用途：适用于治疗各类白内障。

用法：滴眼，每日 4 ～ 6 次。

（4）莎普爱思滴眼液。

作用：有抑制醛糖还原酶的作用。

用途：适用于治疗各类白内障。

用法：滴眼，每日 4 ～ 6 次。

（5）珍明珠滴眼液。

作用：清肝、明目、止痛。

用途：适用于治疗各类白内障。

用法：1 次 1 ～ 2 滴，1 日 3 ～ 5 次。

（七）刮痧疗法

头部：全息穴区——额中带、额顶带后 1/3、顶枕带下 1/3。督脉——百会。膀胱经——双侧睛明、攒竹。奇穴——双侧太阳。胆经——双侧瞳子髎、风池。三焦经——双侧翳风。

背部：膀胱经——双侧肝俞至肾俞。

上肢：大肠经——双侧合谷至三间。

下肢：胃经——双侧足三里至丰隆。

（八）并发症治疗

1. 斜视

根据不同斜视病因采用不同的治疗方法：共同性斜视中先天性内斜视虽与眼的调节无关，但对双眼单视功能发育影响很大，最好的治疗是在 2 岁视功能发育初期做手术矫正。2 ～ 3 岁以后发生的内斜多与远视眼引起的调节辐辏过度有关，这种斜视要充分散瞳后验光，有远视者配足量眼镜，坚持戴镜 3 ～ 6 月使斜视矫正或部分矫正后，再对于残存的内斜手术治疗。戴镜后内斜无改变的，只有手术治疗。斜视完全矫正的继续戴镜，若远视度数很高，也可通过手术矫正斜视而降低戴镜度数。

2. 眼球震颤

在出生后 2 个月以前及早手术，延缓手术将导致眼球震颤，严重影响视力。

3. 先天性小眼球

先天性小眼球没有很好的医治方法，如眼睑裂小伴有明显的赘皮可以通过手术来改善，其他的异常没有更好的解决办法。

第二节　老年性白内障

老年性白内障亦可称年龄相关性白内障，是指与年龄相关的眼晶状体混浊的一种最常见的致盲眼病，随着年龄增长、肌体衰老而发生渐进性视力下降乃至失明。通常双眼先后发病，因晶状体混浊程度不同致临床上视力表现有差异，初发期的白内障以药物治疗为主，尤其是应用中医药整体调理为佳；近成熟期的白内障则以手术治疗为主，尤其是采用现代囊外超声乳化吸除白内障加入工晶体植入方法为佳。

白内障是造成低视力和致盲的主要眼病之一。我国调查表明白内障盲人总数占致残眼障的 46.07%，高居第一位；在双眼致盲眼病中和 60 岁以上老人视力致残眼病中白内障分别占了 41.6% 和 60.91%，都是居第一位的致盲眼病。国外学者 Taylor 的调查指出，目前有白内障盲人 2 700 万 ~ 3 500 万未得到手术治疗，而且每年大约有 200 万新发生的白内障患者。随着人口老龄化，白内障的高发病率、致残率越来越多的影响老年人生活质量，已成为全社会关注的重大疾病。值得欣喜的是随着现代科技的进步，显微镜外科手术的开展及人工晶体的应用，已使白内障盲人得到了复明的可能。对于伴有眼底疾病的白内障的复明和早期初发晶状体混浊的控制，则主要依赖于中医药的辨证治疗。

一、病因病机

（一）中医学认识

老年性白内障之混浊晶状体在中医眼科学中称晶珠，在五轮学说中属于水轮，在五脏中属肾。但在《灵枢·大惑论》中有云："五脏六腑之精气皆上注于目而为精。"故眼的疾病，与五脏六腑均有联系。中医认为老年性白内障多因年老体衰，肝肾亏损，精血不足，脾虚失运，精气不能上荣于目所致。此外，血虚肝旺，肝经郁热上扰或阴虚夹湿热上攻也可致晶珠混浊。

1. 肝肾亏损

在《灵枢·五癃津液别论》中有论述说："五脏六腑之津液，尽上渗于目。"而《审视瑶函·目为至宝论》："究其因皆从耽酒恋色，嗜欲无穷"，"因知肝肾无邪，则目决不病"，这充分说明了肝肾不足，阴精亏损是本病的主要病因。而在《目经大成·偃目障七十一》的论述"盖真阳衰惫，好动能劳"，则提示了真阳亏损是偃目障的病因之一。

2. 脾气虚弱

金元四大家中的李东垣在《兰室秘藏》中有"夫五脏六腑之精气，皆禀受于脾，上贯于目。脾者诸阴之首也，目者身脉之宗也，故脾虚则五脉之精气皆失所司，不能归明于目矣"的论述。此外在《太平圣惠方》中论述到"瘕状多般，皆是摄善有乖，致使眼目生患，凡人多餐热食……皆是丧目之因也。脾虚气弱不能运送精气上濡目窍，晶珠失善而混浊，病发圆翳内障"。

3. 热壅津伤

无论是六淫外感入里化热，或饮食不节生热，抑或五志过激化火生热；均可上犯目窍，并灼伤津液，引起晶珠混浊。

4. 湿热上犯

在《证治准绳》对枣花障论述到："凡燥急及患痰火，竭视劳瞻，耽酒嗜辣，伤水湿热之人，多罹此患。"这说明湿热之邪停积日久，上犯眼目则常致晶珠混浊，翳障自生。

5. 气血亏虚

《内经》中有"气脱者目不明""肝受血而能视""久视伤血"的理论，气血两亏，晶珠自当失养而混浊，发生翳障。

6. 肝郁气滞

《内经》中还有"肝开窍于目，肝气条达则目能视万物，肝郁气滞则蒙蔽目窍，视物昏蒙，内障随生"的论述；《证治准绳·七窍门》银风内障中云："瞳神大，或一片雪白如银……属于气忿，怒郁不得静，尽伤真气。此乃痼疾。"述及如银内障"有一点从中起，视渐昏而渐变大不见者，乃郁滞伤乎太和清纯之元气"。

（二）西医学认识

西医学关于老年性白内障的确切病因不明。目前有几种较公认的学说，可能是老年性白内障发生与发展的相关因素。

1. 生理老化学说

年龄在 50 岁以上的老人，随着年龄的增长，机体代谢功能逐渐下降，肝脏代谢功能减退，肾脏排泄功能紊乱，致使血液中有毒物质增加，常有全身及眼部动脉硬化，导致的眼睛睫状体分泌功能下降，血管硬化，血液循环障碍，均可以引起房水营养物质减少，晶体营养障碍引起晶状体蛋白变性而逐渐形成灰白色及棕色混浊，这是老年人多器官功能减退的一种特殊表现。此外，长期过度调节已经减退的调节功能，也可以成为导致晶体混浊的诱发因素。

2. 营养代谢学说

一些学者认为维生素 B_2 减少，谷胱甘肽缺失，可导致晶状体氧化还原异常，使一些酶的活性变得低下或者消失，从而导致晶状体代谢发生混浊。晶状体内的钙离子、钠离子、氯离子浓度增高，钾离子的浓度降低，可诱发白内障。

3. 醌体学说

醌为色氨酸和酪氨酸的异常代谢产物，它的浓度增高可以与晶状体中可溶性蛋白上的巯基结合，从而导致可溶性蛋白失去巯基而成为不溶性蛋白，导致晶状体变性混浊。

4. 红、紫外线学说

红外线对晶状体蛋白产生凝固作用；紫外线影响晶状体的氧化还原代谢过程，使之发生变性混浊。

5. 内分泌紊乱学说

老年人甲状腺、甲状旁腺、性腺等内分泌腺体功能减退，亦可间接导致晶体代谢障碍而导致混浊。

6. 先天遗传学说

由于孕期母体营养不良、感染、中毒（食物与药物）、分娩外伤以及遗传因素，都是潜在发病因素，当年龄增长，晶体老化加重，这些潜在因素可诱发晶状体混浊。

7. 屈光不正

屈光不正是老年性白内障的重要原因之一。据报道，屈光不正眼数占患白内障总数眼的 80%，屈光不正眼与正视眼比为 4：1。其机理可能因屈光不正所致的调节异常，引起晶状体囊膜张力发生变化，导致囊膜通透性发生变化，晶状体脱水或吸水膨胀，影响自身营养代谢。另外，睫状肌的"异常"活动可能会影响房水的质量，导致晶状体营养代谢紊乱，从而产生晶状体混浊，形成老年性白内障。

8. 腹泻

有学者认为经常发生腹泻与白内障的发生有关，有四个中间环节可以解释在白内障发生的作用。

（1）对营养物质的吸收不良而导致的营养不良。

（2）使用碳酸氢盐水化液体而导致的相对碱中毒。

（3）脱水导致的晶状体和房水间的渗透压失调。

（4）尿素和氰酸铵含量的增加，导致晶状体蛋白发生变性。

然而多数研究未发现两者有必然的联系，因而从公共卫生方面的重要性和生物学角度出发，腹泻与发生白内障之间的关系，还需进一步的深入研究。

9. 药物

（1）糖皮质激素：长期全身或局部应用大剂量糖皮质激素，可产生后囊膜下混浊，其形态与辐射性白内障相似。白内障的发生与用药剂量和持续时间有关，用药剂量越大时间越长，白内障发生率就越高。有报道指出，大剂量服用泼尼松 1～4 年，白内障发生率可高达 78%；一些早期的研究报告也证实了在类风湿性关节炎、哮喘、肾病、狼疮，以及肾移植后大量应用免疫抑制剂的患者中，糖皮质激素有致白内障的作用。有研究报告提示长期（1 年以上）大量应用糖皮质激素（每天 15 mg 泼尼松）可使后囊下白内障的发生率增加，还有的报道只用四个月的糖皮质激素即可导致白内障。其他关于老年性白内障的流行病学研究，也证实了糖皮质激素可导致后囊下白内障的发生。

（2）阿司匹林和其他止痛剂：试验结果证实，白内障患者的血浆色氨酸含量和晶状体的醛糖还原酶活性增高，而阿司匹林或其他活性成分（水杨酸盐）可抑制醛糖还原酶，并可降低血浆色氨酸含量。因此有理由推测，阿司匹林可能有防止白内障作用。

（3）吩噻嗪：吩噻嗪可与黑色素结合，形成一种物质引起色素沉着。20 世纪 60 年代，就有文章报道大量使用吩噻嗪，尤其是氯丙嗪的患者可出现眼球色素沉着和晶状体混浊。晶状体混浊可能非药物直接作用，而是色素沉着增加光辐射吸收作用的结果。一项关于精神分裂症患者的研究显示，晶状体色素沉着的程度或分级与摄入吩噻嗪的剂量有关。

（4）其他：有两项研究报告提示，有使用镇静剂史者发生白内障的危险性增加。

广泛的社会及流行病学调查还发现，白内障的发生与受教育程度、吸烟饮酒史、血压、生活环境、性别有关，亦为诱发白内障的不可忽视的重要因素。

二、临床表现

（一）症状

1. 视力减退

视力减退的程度与晶状体混浊的程度与部位有关。眼部不充血，无肿痛及刺激症状。患者往往自觉视力逐渐下降，严重者仅有眼前手动或光感。

2. 单眼复视或多视

由于晶体纤维肿胀、断裂、变性及晶状体抗硬化比变形、屈光力改变，造成棱晶样作用，出现单眼复视或多视。

3. 近视

由于晶体吸收水分后体积增加，屈光力增强，核部屈光力增高，可出现近视现象，患者自觉老视程度减轻，视远方时需佩戴近视眼镜或原有近视度加重。

4. 飞蚊症

如瞳孔区的晶状体有点状混浊，可在眼前出现点、片状阴影，其位置固定不变，而玻璃体混浊的阴影则是经常漂浮不固定的，并随眼球转动而飘动。

5. 虹视

晶状体吸收水分后，不规则纤维肿胀致注视灯光时有五彩晕轮，此时需与青光眼及结膜炎所致的虹视相鉴别。

6. 夜盲、昼盲或色觉异常

部分患者因白内障位于周边而发生夜盲，位于中央可致昼盲，由于硬化之晶状体核吸收短波光线，可引起紫色及青蓝色色觉障碍，而晶状体摘除后，患者短期内可有蓝视等现象。

（二）体征

白内障的体征主要是根据眼科专科检查所见晶状体混浊形态的临床表现，可分为如下三型：

1. 老年性皮质性白内障

老年性皮质性白内障是临床上最为常见的类型，其特点是混浊自周边部浅皮质开始，逐渐向中心部扩张，占据大部分皮质区。根据其临床发展过程及表现形式，老年性皮质性白内障可分为初发期、膨胀期、成熟期和过熟期。

（1）初发期：最早期的改变是在靠周边部前后囊膜下，出现辐轮状的透明水隙或水泡。在裂隙灯显微镜下可见晶状体赤道部皮质有空泡、水裂和机层分离等晶状体吸水后的水化现象。水隙或水泡主要是由于晶状体上皮细胞泵转运系统失常导致液体在晶状体内积聚所致。液体积聚可使晶状体纤维呈放射状或板层分离。在前者，液体可沿晶状体纤维方向扩展，形成典型的楔形混浊，底边位于晶状体赤道部，尖端指向瞳孔区中央。散瞳检查在后照或直接弥散照射下，呈典型的辐轮状外观。这种辐轮状混浊，最初可位于皮质表浅部位，而后向深部扩展，各层次间可相互重叠掩盖，最终发展成晶状体全面灰白色混浊取代辐轮状混浊外观。代表老年性皮质性白内障进入进展期阶段。

楔形混浊是老年性皮质性白内障最常见的混浊形态，其基底朝周边，尖向中央，作辐射排列，相当于中医所称的"枣花翳内障"，如果散瞳检查、彻照眼底红光反射中能看到辅轮状、楔形或花环样阴影。只有当楔形尖端发展到瞳孔区，视力才受到影响，一般位于晶状体周边部的混浊，可以多年不影响视力。

（2）膨胀期或进展期：晶状体混浊及纤维水肿和纤维间液体不断增加，原有的楔形混浊向瞳孔区发展并互相融合，视力显著下降。由于渗透压改变，晶状体吸收水分，发生体积膨胀、增大，前房变浅，因此称作膨胀期。一方面因混浊为背景的囊膜张力增加而呈现绢丝样反光；另一方面，由于膨胀的结果而使前房变浅。后者多在有青光眼体质的患者，少数患者可以诱发急性青光眼。但并非所有老年性皮质性白内障患者都要经历膨胀期发展过程。即使有，个体之间也存在着很大的差异性，也不一定都会诱发青光眼。此时裂隙灯显微镜检查可见空泡、水裂和板层分离。由于晶状体前囊下仍有一部分透明的皮质，斜照法检查仍可见虹膜新月影投照试验阳性。此期可以持续数月至数年不等。所以做散瞳检查时应该慎重，一旦发生继发性青光眼，必须及时摘除膨胀的晶状体。

（3）成熟期：这一期以晶体完全混浊为其特点，膨胀消退，前房深度恢复正常。裂隙灯显微镜下能看到前面有限深度的皮质，呈无结构的白色混浊状态，晶状体内水分溢出，混浊已达到囊膜下，此时斜照法检查虹膜新月影投照试验为阴性。晶状体纤维经历了水肿、变性、膜破裂等一系列病理过程，最终晶状体纤维崩溃，失去正常的形态为结局。组织学上，代表纤维基质变性的特征性改变，形成所谓Morgangnian小体。应用组织化学技术及X线衍射方法，对糖尿病和老年性白内障晶状体进行研究发现，球样小体具有脂质双层膜，其中含有纤维基质来源。至成熟阶段，晶状体囊膜仍可保持原有的张力和韧性，此后逐渐向变性方向发展。因此在白内障完全成熟之前采取囊外白内障摘除、超声乳化白内障吸除及人工晶状体植入术是恰当的。临床上此期为最佳手术时机。

（4）过熟期：成熟白内障久不手术摘除，晶状体逐渐脱水，体积缩小，前房加深，虹膜震颤，皮质乳化，核下沉，比时视力可好转，晶状体囊膜更脆、皱缩、通透性增加或自行破裂，溶解的晶状体皮质可呈现闪光的特点和胆固醇结晶，称为Morgangnian白内障。晶状体核可以脱位到前房和玻璃体内，伴随晶状体的蛋白颗粒游移到前方，组织碎片积聚于前房角，阻塞小梁网，引起的继发性青光眼称为晶体溶解性青光眼。同时进入前房的晶状体物质具有抗原性，可诱发自身免疫反应，导致严重的前葡萄膜炎、晶状体过敏性眼内炎。上述两种并发症药物治疗一般无效，采用手术摘除白内障是唯一有效的治疗措施。

2. 老年性核性白内障

老年性核性白内障远不像皮质性白内障那样具有复杂的形态学变化和发展阶段。核性白内障往往和核硬化并存。发病年龄较早，进展较慢，没有明显分期。核混浊从胚胎核或成人核开始，初起时核呈黄色混浊，以后逐渐为深黄色、红色或黑色，相当于中医学的"白翳黄心内障"或"黑水凝翳内障"。由于核密度增加致屈光指数增加而产生核性近视，可达5～10个屈光度。因晶状体周边部屈光力不变，所以在瞳孔扩大与不扩大时，视力程度不同。

随着白内障程度加重，晶状体核颜色亦逐渐加深，由淡红色逐渐变为琥珀色或棕褐色。而迁延性核性白内障病例，特别是糖尿病患者核晶体最终变为黑色形成黑色白内障。晶状体核颜色与核硬度有一定的相关性，即颜色越深，核越硬。这一方面再超声乳化前进行病例选择时应当更加注意。从手术角度出发，鉴别皮质性和核性白内障的意义在于前者的晶状体核一般较小并且比较软，最适合于超声乳化白内障吸除术。在临床上值得一提的是有些患者主诉虽已老花眼却不需要戴老花镜即可近距离阅读。其实，这也是核性白内障患者经常面临的临床问题。随着晶状体核硬化，屈光指数增加，进而形成了近视进行性增加的特殊临床现象。如果核硬化局限于胚胎核，而成年核不受影响，其结果往往会产生一种较为特殊的双屈光现象，即中心区为高度近视，而外周区为远视，结果产生单眼复视。

3. 老年性后囊下白内障

老年性后囊下白内障是指囊膜下浅皮质混浊为主要特点的白内障类型。混浊多位于后囊膜下，呈棕色微细颗粒状或浅杯形囊泡状。早期在晶体后核部囊下皮质呈棕黄色混浊，形如茶盘，故又名盘状白内障。外观如锅巴样，混浊呈细小点、小空泡和结晶样颗粒。早期视力受影响是因为混浊位于视轴区，而晶状体皮质和核保持透明，后期合并有核性或皮质性白内障，才发展为成熟白内障。裂隙灯显微镜下，有时可发现混浊区附近的囊膜受累，呈现黄、蓝、绿等反射，形成所谓的多彩样闪辉现象。由于病变距节点更近，因此即使病程早期，或病变范围很小、病变程度很轻也会引起很严重的视力障碍。

老年性后囊下白内障，除后囊膜下浅皮质受累外，其他部分的皮质和晶状体核均透明，因此属于软核性白内障类型。基于这一点，后囊下白内障是超声乳化手术的最佳适应证。

三、诊断要点

1. 年龄在 50 岁以上。
2. 视力渐降，视物昏蒙或眼前黑影。
3. 眼部无充血，无痛无肿，可有黑花飞舞。
4. 外观端好，瞳孔、眼底均未见异常。
5. 晶状体呈不同程度混浊，有的甚至完全混浊。
6. 视力仅存光感时，光定位检测，红绿色觉正常，眼压正常。
7. 排除全身及局部外伤、感染、中毒及其他因素所致白内障。

四、实验室和其他辅助检查

（一）视力检查

视力检查应分别检查双眼远、近视力，以大致估计白内障所致视力损害程度。对视力低下者，应例行光感、光定位、色觉检查。在暗室内，遮盖健眼，患眼前 5 m 持一蜡烛光源，让患者辨别出烛光是否存在以确定是否有光感，尔后从不同的九个方向，测定其各方向的光的定位能力（患眼始终正视前方）。最后以红、绿玻片置于眼前，确定辨色能力是否正常。双点光源分辨试验，即辨别眼前相距很近的两个点光源的能力，对于判断视网膜功能亦有很重要的意义。一旦发现视力结果无法用白内障程度解释时应做进一步特殊检查。视力检查一般是在高对比度下进行的，并不代表低对比度下和视近处物体的视力。比如，一个视力检查结果很满意的患者，有可能在夜间驾驶时视力显得力不从心。

对视力检查结果的评价，需结合患者的职业、受教育程度、经济条件甚至社会人文环境来进行。欧美国家以 Snellen 视力表测试作为评价视功能的标准。大多数临床医生认为 Snellen 视力 20/40 或更好是好视力。美国大多数州允许视力 20/40 或更佳的人驾驶机动车，而老年人最佳矫正视力低于 20/40 不允许驾驶。因此，在美国，大多数矫正视力在 0.5，甚至 0.5 以上的白内障患者迫切要求手术已不足为奇。对于轻度或中等程度的白内障，做准确的视野检查，必要时行 Ammsler 屏检查，以确定是否有中心暗点或视物变形，对于提示可能同时存在的青光眼或其他眼底病是极有意义的。周边视野也可通过数指法大致确定，一般说来，除非视力极度低下（如成熟期白内障），应能在注视点周围 45° 范围内做准确数指。

（二）视野检查

对于轻度或中度白内障患者，准确的视野检查可以确定有无中心暗点或视物变形，对青光眼和其他同时存在的眼底病诊断具有非常重要的意义。

1. 视觉电生理检查：视网膜电流图（ERG）对于评价黄斑部视网膜功能具有重要价值。闪光 ERG（FERG）可用于低视力眼的检查。闪光 VEP（FVEP）反映视路传导和视皮质功能，黄斑部病变和视神经损害时，其振幅均降低。FVEP 是屈光间质混浊时检查视功能的理想方法。临床上可将两种检查结合起来预测术后视力。

2. 晶状体核硬度分级：主要是根据裂隙灯检查结果，根据其核颜色进行判断之后分为五级，来确定其属于哪种类型的白内障，以及选择适合超声乳化手术的核硬度的白内障，并确保手术顺利。这五级分别是：一级（软核），透明或灰白色；二级（软核），灰或灰黄色；三级（中等硬度核），黄色或浅棕黄色，是超声乳化最主要的适应证；四级（硬核），深黄或琥珀色；五级（极硬核），棕褐色或黑色，不宜做超声乳化手术。

（三）斜照法检查

斜照虹膜（瞳孔）、晶状体如虹膜投影消失则为白内障已成熟，如阳性则晶状体仍有透明皮质。

（四）彻照法检查

当瞳孔散大，通过彻照，由眼底红光反射，可见晶状体早期的楔形或花环样混浊，则提示白内障。

（五）裂隙灯显微镜

裂隙灯显微镜对正常晶状体及白内障的检查方法主要有如下几种。

1. 弥散光照明法：用于检查前后囊膜表面或较明显的混浊。

2. 后照法：主要用于观察前囊膜改变。直接后照明也可明显勾勒出后囊膜及后皮质区内混浊轮廓。应用镜面反射法，则可对前囊膜混浊、隆起及凹陷做出判断，即出现所谓鱼皮样粗糙面上的黑色斑。同时亦可根据囊膜表面发光色彩推测白内障发展程度。

3. 直接焦点照明：即光学切面检查法。可明显显示晶状体内光学不连续区。在前囊膜和分离带之间存在一真正的光学空虚区，代表由上皮最新形成的纤维。这一空虚区如消失，往往是晶状体代谢变化或白内障形成最早出现的征象之一。

（六）眼压的检查

测定眼内压并非绝对必要，但术前了解眼内压，判断是否存在继发于膨胀期白内障、晶状体溶解、晶状体半脱位、葡萄膜炎、进行性房角狭窄等的青光眼，进而决定采取何种术式，可提供重要参考，特别是人工晶状体植入术前，更应对青光眼因素对手术可能产生的影响做出明确的判断。

检查方法包括指测法、眼压记测量法等。

1. 指测法

让被检者向下看，检者用两手食指在上睑上部外面交替轻压眼球，检查双眼，以便对比两眼的眼压，眼压高者触之较硬，眼压低者触之柔软，也可和正常的眼压相比较。此法可大概估计眼压的高低，所得结果可记录为正常、较高、很高、稍低或很低。

2. 眼压计测量法

修兹（压陷式）眼压计测量法，为常用的测量法，测量前应先向被检者做适当的说明，取得被检者的合作，然后让被检者仰卧，两眼滴 0.5% 丁卡因溶液 2～3 次面部麻醉。

（1）测量前应校正眼压计（把眼压计竖立在小圆试板上，指针指向零度时方为准确），用 75% 的酒精消毒眼压计足板，等酒精干后即可使用。

（2）检查时被检者两眼自然睁开，向天花板或某一固定目标点（常用被检者自己的手指）直视，勿转动，检者用左手指轻轻分开上、下眼睑并固定在上、下眶缘，切勿压迫眼球，右手持眼压计的把手，将眼压计垂直下放，将足板轻轻放在角膜正中央（使眼压计自身重量完全压在角膜上，但注意切不可施加任何其他压为），迅速记录眼压计指针所指刻度，将此刻度对照眼压计换算表，查出眼压值。此种眼压计一般有三种不同重量的砝码 5.5 g、7.5 g 及 10 g。通常先用 5.5 g 检查，如指针刻度小于 3，则应加重砝码重测，一般先后测 5.5 g 及 10 g 两个砝码，以便相互核对及校正眼压。

（3）测完后滴抗生素眼药水，拭净眼压计足板。

记录方法一般以眼压计的砝码为分子，指针所指之刻度为分母，即眼压计砝码 / 指针所指之刻度 = 眼压值，如 5.5/4～2.75 kPa（20.55 mmHg）。此种眼压计测得的正常眼压为 1.36～2.77 kPa（10～21 mmHg）。低于 1.36 kPa（10 mmHg）者为低眼压，超过 2.77 kPa（21 mmHg）时。经多次测量时仍高者，应做排除青光眼检查。

检查目的：如晶状体囊膜破裂，晶状体皮质落入前房阻塞房角，使房水引流发生障碍，导致眼压增高。如挫伤眼内睫状体，房角受损也会眼压发生变化，从而发生继发性青光眼。

（七）色觉检查

如红绿色难辨或辨认不清，往往提示手术后视力仍可能不能改善。

（八）虹膜新月影投照试验

这是检查白内障成熟程度最简单易行的方法。从集中光源自测面照射于瞳孔区，如白内障已形成、则由于光反射面使瞳孔区呈白色的反光。如果混浊已扩展到前囊膜（成熟期白内障），则白色反光区与瞳孔应相一致，视为虹膜新月影投照试验阴性；反之，如混浊处于晶状体某一定深度（未成熟白内障），则由于混浊层次与瞳孔平面尚有一定厚度的透明皮质，因此，当自侧方投照时，与光照方向同侧瞳孔缘内形成的阴影，以典型的新月姿态，投映在晶状体混浊背景上。新月影程度与白内障成熟程度成反比。虹膜新月影投照试验阳性代表进展期白内障，阴性代表成熟期白内障。对于晶状体局限性混浊及周边部混浊，本方法将失去诊断价值。

检眼镜可用于晶状体混浊的探测，用直接检眼镜 +10 D 透镜，以后部反光照明法可在瞳孔红色反光背景下观察晶状体混浊形态。然而，单眼观察、有限的放大倍率，以及较短的工作距离，使得这种检查不足以对白内障进行分级、分类。间接检眼镜有时可用于评价包括晶状体在内的屈光间质混浊程度的工具，有经验的临床医师可从检查结果预测视力功能损害与白内障程度是否一致。

五、鉴别诊断

根据年龄、病史、症状及局部检查晶状体混浊体征，较容易明确诊断，但对其他类型的白内障及其并发症必须鉴别。

（一）外伤性白内障

有明显的外伤史或眼局部伤，主要是机械性（如钝挫伤、穿孔伤等）、放射性、电击性等眼外伤所致。使晶状体的囊和皮质遭到破坏，其透明度降低或变得完全混浊，形成不同类型的白内障。

（二）发育性白内障

年龄不符或晶状体混浊多呈现点状、局限性、较小，不发展或不影响视力。

（三）糖尿病性白内障

有血糖升高病史或伴相关糖尿病性眼底改变。糖尿病患者中发生的白内障，可以是老年性白内障，只是由于糖尿病的影响，要比正常人群的白内障成熟年龄提早 10 年左右；另一种为糖尿病所引起者，以青少年为主，临床少见的白内障，即真性糖尿病性白内障。典型的糖尿病性白内障，因血糖浓度过高，是晶状体内外的渗透压发生急剧变化，白内障进展较快，在数日或数周内可以达到成熟阶段。另外，在糖尿病发病过程中，还常常出现暂时性近视或远视，且随血糖的变化，屈光状态也随着改变。

（四）老年性晶状体核硬化

老年性晶状体核硬化是晶体老化现象，多不影响视力，从形态上彻照法检查眼底可见核硬化为均匀红光，而核性白内障者可见核呈不均匀圆形暗影。

（五）中毒性白内障

有明显的接触史，常见有三硝基甲苯（TNT），二硝基酚、萘、氯丙嗪等，可通过病史及晶体混浊形态相鉴别。

（六）并发性白内障

由眼局部炎症、肿瘤、感染等原因所引起白内障均可见眼局部病灶体征；由全身因素如药物、肌强直性、手足搐搦性白内障及先天遗传因素等均有相关病史。对老年性膨胀期的白内障常与青光眼发作易混淆，二者可同时存在，也可先后发病，无论青光眼并发白内障，还是膨胀期白内障继发青光眼，均应及时考虑行白内障摘除为安全。

（七）葡萄膜炎

老年性皮质性白内障的过熟期如因继发葡萄膜炎常需与葡萄膜炎相鉴别，前者前段检查可见晶状体缩小、核下沉或晶状体囊膜破裂，前房内可见游离晶状体蛋白物质体色素膜炎症；后者往往晶状体形态完整。

六、并发症

老年性白内障是临床最多见的致盲眼病，随着白内障手术的普及，人们似乎产生了这样的一种看法：得了白内障并不可怕，不管得病时间多长，视力下降多严重，只要做了手术，视力就能够恢复正常。其实，这是一种错误的认识，因为老年性白内障在其漫长的发生、发展过程中，会出现一些并发症，可严重地影响手术疗效。

（一）急性闭角型青光眼

膨胀期白内障由于晶状体皮质吸收水分，使晶状体肿胀，前房变浅，房水外流受阻，可导致青光眼急性发作。此时患者出现眼胀痛、头痛、看灯光时会出现彩色光圈，严重时出现恶心、呕吐、视力急剧下降。因此白内障散瞳检查时须谨慎，一旦发生青光眼，必须及时摘除膨胀的晶状体，否则可能导致永久性失明。

（二）瞳孔阻滞型青光眼

过熟期白内障由于固定晶状体的悬韧带变性和松弛，出现晶状体脱位或移位，引起房水通过瞳孔时受阻，使眼压升高而导致青光眼。此时出现的典型症状是严重的眼痛、头痛、恶心、呕吐。须及时摘除晶状体，处理瞳孔区的玻璃体，解除患者的病痛。

（三）晶状体溶解性青光眼

过熟期白内障囊膜的通透性增加或有细微破裂，晶状体的颗粒成分随房水的流动游移到前房，然后积聚于前房角，阻塞小梁网，从而产生继发性青光眼。此型青光眼药物治疗无效，必须摘除晶状体及行抗青光眼手术治疗。

（四）晶状体过敏性葡萄膜炎

过熟期白内障导致严重的前葡萄膜炎。出现眼睑肿胀、角膜水肿、角膜后片状沉着物堆积、瞳孔与晶状体广泛粘连，患者感到眼痛、眼红、视力进一步下降，因此也须手术摘除白内障。

（五）晶状体脱位

整个晶体可进入玻璃体腔内或瞳孔区白内障手术后并发症有后发性白内障，继发青光眼，眼内炎、虹膜睫状体炎、继发视网膜脱离、眼内出血以及人工晶体植入后的偏位、脱出、下沉、角膜水肿、炎症等。

需要指出的是，老年人中糖尿病患者明显增加。糖尿病可增加白内障的发病率，其特点是进展较快，双眼同时发病。在白内障形成之前，常会感到屈光的变化，血糖升高时会出现近视；经治疗后血糖降低，则会变为远视。因此一旦发现有糖尿病，要立即降低血糖，防止白内障的发生或发展。白内障成熟需手术时，术前须将血糖降至正常水平，术后严密细致观察。因为在血糖升高的情况下，术后容易出现伤口愈合延迟，前房积血、前葡萄膜炎等术后并发症的发生。

因此老年人若发现白内障，千万不能大意，不能任其发展，应及时就诊，定期到眼科门诊复查，避免并发症的发生。因为一旦出现并发症，即使手术治疗，术后视力恢复也不理想。

七、治疗

（一）辨证论治

老年性白内障从初发期至成熟期病程均较长，药物治疗适用于初发期或膨胀期以前，若晶状体混浊已波及瞳孔区、明显影响视力则药物难以奏效，宜待翳定障老之时，再行手术治疗可复明。

1. 肝肾亏损

主症：视物模糊，眼目干涩，目少神光，眼内干涩，头晕耳鸣，须发早白，腰膝酸软，梦遗滑精，失眠健忘，面色㿠白，小便清长，夜尿多。眼前有黑花飞舞，或视灯、月数个；眼部外观端好，晶珠部分混浊，眼底如常，舌淡苔白，脉细弱等肝肾不足之全身症状。

治法：补益肝肾。

方药：右归丸加减。熟附子、当归、鹿角胶、熟地黄、山药、山茱萸、枸杞子、菟丝子、杜仲、牛膝、丹参。眼干涩不适，可选加沙参、麦门冬、五味子、玉竹、何首乌以益气养阴滋肾；如口干，可加地骨皮以除虚火。

方解：肝受血而能视，肝开窍于目，肾主藏精，瞳神属肾，肾水神光，最灵最贵，故正常的精明视物，离不开肾精肝血的濡养，而补益肝肾是内障眼病明目的重要方法。《医宗必读》亦说："东风之木，无虚不可补，补肾即所以补肝。"方中熟附子、鹿角胶温阳补肾；熟地黄、山药、山茱萸、枸杞子、菟丝子、杜仲善补肝肾、益精明目；当归、牛膝、丹参补血行血，助药力运行全身。

2. 脾虚气弱

主症：视物昏蒙，眼前黑花飞舞，眼外观端好，或上睑下垂无力提举，晶珠部分混浊，眼底如常。全身可兼有精神倦怠，肢体乏力，面色萎黄，饮食不振，食少纳差，大便溏薄，少气懒言，语言低微，舌质淡或有齿印，苔白，脉缓或细。

治法：补脾益气明目。

方药：补中益气汤加减。党参、黄芪、茯苓、白术、山药、炙甘草、扁豆、陈皮、升麻、柴胡、蕤仁肉。食少纳差可选加建曲、炒谷芽、炒麦芽以健脾消食；大便溏泻者可去蕤仁肉，加炒薏苡仁、煨葛根，健脾除湿。

方解：《审视瑶函》曰："是方人参、黄芪、甘草甘温之品，甘者中之味，温者中之气，气味皆中，故足以补中气；白术甘而微燥，故能健脾；当归质润辛温，故能泽土，术以燥之，归以润之，则不刚不柔而土气和矣。复用升麻、柴胡升清阳之气于地道也，盖天地之气一升，则万物皆生，天地之气一降，则万物皆死，观乎天地之升降，而用于升麻、柴胡之意，从可知矣。"补药多滞，故用少量陈皮行气以导滞。脾胃健，清气升，则诸症可愈。

3. 肝热犯目

主症：视物昏蒙，目涩不爽，头痛目胀，心烦或不寐。眼外观如常，晶珠部分混浊，眼底正常。伴全身有口苦咽干，急躁易怒，便结溲黄，舌红、苔黄、脉弦。

治法：清热平肝，散邪明目。

方药：石决明散加减。石决明、决明子、青葙子、栀子、赤芍、蔓荆子、木贼、菊花、荆芥、羌活、大黄。大便稀者去大黄、栀子；无外邪者去荆芥、羌活；头痛目涩多加白芷、桑叶；急躁易怒者加柴胡、青皮、制香附以疏肝理气，肝火不甚可去大黄，加刺蒺藜、密蒙花以清肝明目。

方解：石决明、决明子清热平肝，明目退翳为主药；青葙子、栀子、赤芍清肝泄热；蔓荆子、菊花、木贼、荆芥、羌活疏风散邪。

4. 阴虚湿热

主症：视昏目涩、午后更甚，眼干不适，眼前黑影飘动。眼外观端好，睛珠部分混浊，眼底正常。全身可兼有口干不欲饮，烦热口臭，失眠多梦，五心烦热，潮热盗汗，大便黏腻不爽，小便短涩，舌红苔黄腻，脉细弦或细数。

治法：滋阴清热，宽中利湿。

方药：甘露饮加减。生地黄、熟地黄、茵陈蒿、石斛、麦门冬、天门冬、黄芪、枳壳、枇杷叶、甘草、珍珠母。夜寐多梦者加磁石；烦热口渴加栀子、黄连以清心除烦；大便不调腹胀、苔黄腻去熟地黄，加薏苡仁、茯苓、佩兰、石菖蒲，厚朴以淡渗利湿，芳香化浊，宽中理气；目干不适加沙参以养阴生津；视物昏蒙加菟丝子、桑葚子、枸杞子以滋肾明目。

方解：生地黄、熟地黄滋阴补肾，天门冬、麦门冬、石斛滋阴清热，黄芪，茵陈蒿清热利湿，枳壳、枇杷叶宽中降气以助化湿，甘草清热和中，珍珠母清肝明目。本方由滋阴与清利湿热两种药物组成，可取滋阴不助湿，利湿不伤阴之效。眼科主要用于肺肾阴虚夹湿热者，诸如慢性色素层炎、老年性白内障，主要症见视物昏花，而又舌苔黄腻者均可用之。

5. 气血亏虚

主症：晶珠混浊，头痛眩晕，不耐久视，眉棱骨疼痛，神疲乏力，倦怠懒言，肢体无力，舌淡，苔薄，脉细弱。

治法：补益气血。

方药：八珍汤加减。人参、黄芪、茯苓、熟地、当归、白芍、川芎、菊花。若心虚惊悸，头晕少寐，则可加远志、五味子以养心宁神。为了防止过补伤胃，可加枳壳以利气和胃。

方解：方中人参、黄芪大补脾胃之气，则神疲乏力，倦怠懒言可除，茯苓补脾运湿；熟地、当归、白芍、川芎补血和血，行气止痛；气血充盈，下则充养血室，涩痛可愈；上则营养头目，则头痛眩晕可止。菊花可退翳明目使晶体混浊消失。

（二）中成药治疗

1. 中成药（内治）

（1）障眼明片。

组成：由山药、茯苓、牡丹皮等组成。

用法：每次 3 片，每天 3 次。用于白内障初发期。

（2）复明片。

组成：熟地黄、山药、枸杞子、山茱萸、蒺藜、谷精草、茯苓、木通、女贞子、丹皮、生地、菊花、石决明、决明子、木贼。

用法：每次 4 片，每天 3 次，用于白内障初发期。

（3）石斛夜光丸。

组成：由石斛、人参、山药、茯苓、甘草、肉苁蓉、枸杞子、菟丝子、生地黄、熟地黄、五味子、天门冬、麦门冬、杏仁、防风、枳壳、川芎、黄连、牛膝、菊花、青葙子、决明子、水牛角、羚羊角等组成。

用法：口服每次 1 丸，每日 2 次。本方滋补肝肾，清热明目，适用于圆翳内障肝肾亏损型。

（4）明目地黄丸。

组成：有熟地黄、山茱萸、牡丹皮、山药、茯苓、泽泻、枸杞子、菊花、当归、白芍、石决明、蒺藜等组成。

用法：口服每次 6 g，每日 2 次。本方滋阴清热，平肝明目，适用于圆翳内障肝热上攻型。

2. 中药滴眼液治疗（外治）

常用有珍珠明目眼液、麝珠明目滴眼液、莎普爱思滴眼液、蒲公英滴眼液、三黄眼液。点眼：每次 2 ~ 3 滴，每天 3 ~ 4 次。

（三）单方验方治疗

1. 验方

组成：枸杞子 6 g，茯苓 9 g，当归 3 g，菟丝子 9 g，

用法：水煎服。适用于老年性白内障初发期。

2. 苍术丸

组成：苍术 250 g，黑豆 1 000 g。

用法：用水两碗煮干，焙研为末糊丸，每日服 9 ~ 12 g，适用于老年性白内障未成熟期。

3. 决明子

组成：决明子适量（微炒）。

用法：代茶饮，每日 3 次。

4. 验方

组成：火硝 30 g（隔七层纸焙干），人飞黄丹 0.6 g，梅片 0.9 g。

用法：共研细末，入瓶密封勿泄气，每点少许，此方治疗各种翳障。

5. 磁朱丸

组成：磁石、朱砂、神曲。

用法：每日服 2 次，每次 6 g。

6. 验方

组成：枯矾 2 g，乌贼骨 2 g，冰片 1 g，木香 0.2 g。

用法：共研为极细末，取药少许，点于眼上下睑结膜内，每日 2 次。应用后眼内有流泪感，但 6 ~ 7 h 后即可消失。

7. 验方

组成：蛇蜕 15 g，蝉蜕 15 g，人指甲 15 g，生铁落 0.3 g，绣花针 7 个，猪肝 250 g。

用法：先将前三味药置瓦上文火焙黄，共研末，将针和铁落与猪肝共煎 1 h 左右，用此汤送服药末，每日 3 次，共分 2 d 服完。

8. 调中益气汤

组成：人参、黄芪、升麻、柴胡、木香、苍术、陈皮、甘草。

用法：每日 1 剂，水煎服。

9. 化障汤

组成：生石决 30 g，磁石 30 g，生地 12 g，枸杞 12 g，白芍 12 g，密蒙花 12 g，菊花 12 g，夏枯草 9 g，石斛 9 g，谷精草 9 g，白蒺藜 9 g，女贞子 9 g，柴胡 6 g，炙甘草 6 g。

加减：中气不足加茯苓、山药、炒白术；阴虚火旺加知母、黄柏、龟板；服药日久，疗效不显，加牡蛎、鳖甲、昆布。

用法：每日 1 剂，水煎服。

10. 通明补肾丸

组成：石决明 30 g，人参 60 g，生地 60 g，桔梗 30 g，车前子 30 g，茺蔚子 60 g，白芍 30 g，细辛 15 g，大黄 9 g。

加减：血压偏高加菊花、钩藤；头晕加天麻、龟板；大便干燥加肉苁蓉；小便淋沥加泽泻、丹皮；眼睛干燥加枸杞子、石斛。

用法：诸药研成细末，用等量蜂蜜制成丸药，每丸重 9 g，早晚空腹各服 1 丸。

11. 消障汤

组成：生石决 30 g，决明子 15 g，谷精草 12 g，生地 12 g，赤白芍各 12 g，女贞子 12 g，密蒙花 12 g，菊花、沙苑子各 12 g，白蒺藜 12 g，党参 12 g，黄芪 12 g，炙甘草 6 g。

加减：中气不足加茯苓、山药、白术；合并高血压和动脉硬化加牡蛎、钩藤；合并糖尿病者加麦冬、天花粉、熟地。

用法：每日 1 剂，水煎服。

（四）古方治疗

1. 石决明散

组成：石决明 12 g，决明子 12 g，赤芍 12 g，青葙子 12 g，木贼 12 g，荆芥 12 g，麦门冬 12 g，栀子 9 g，羌活 6 g，大黄 6 g。

服法：每日 1 剂，水煎服，分 3 次，取汁 200 mL，每次 100 mL，分 2 次服。

方解：石决明、决明子为主药，清热平肝，退翳明目；青葙子、栀子、大黄、赤芍清泻平肝；荆芥、羌活、木贼祛风散邪。诸药合用，清热平肝散邪明目。

2. 杞菊地黄丸

组成：熟地 25 g，山萸肉 12 g，山药 12 g，泽泻 10 g，茯苓 10 g，丹皮 10 g，枸杞子 12 g，菊花 10 g。

服法：每次 100 mL，每日 2 次服用。

方解：熟地滋阴补肾；山萸肉补肾涩精；茯苓淡渗利湿补心，泽泻宣泄肾浊，丹皮凉血活血而泻胆火；枸杞子、菊花平肝清热明目。全方补中有泻，补而不滞，滋补肝肾而明目。

3. 金磁朱丸

组成：磁石 100 g，辰砂 50 g，神曲 200 g。

服法：每服 10 丸，渐渐加至 30 丸，空心饭汤下。

方解：此方以磁石咸寒镇坠肾经为君，令肾水不外移；辰砂为甘寒镇坠心经为臣，肝为其母，此子能令母实也，肝实则目明；神曲辛温，化脾胃宿食为佐，生用者发其生气，熟用者敛其暴气。

4，参苓白术散

组成：人参 6 g，白术 6 g，茯苓 8 g，扁豆 8 g，薏苡仁 6 g，山药 6 g，砂仁 3 g，桔梗 6 g，炙甘草 3 g。

服法：每日 1 剂，水煎服，每次 100 mL，每日 2 次口服。

方解：方中人参、白术、茯苓益气健脾利湿为君。山药助君药以健脾益气，兼能止泻；白扁豆、薏苡仁助白术、茯苓以健脾渗湿为臣药。砂仁醒脾和胃，行气化湿，是为佐药。桔梗宣肺利气，通调水道，载药上行，炙甘草调和诸药。

5. 桃红四物汤

组成：红花 15 g，桃仁 15 g，当归 10 g，熟地 10 g，赤芍 6 g，川芎 6 g。

服法：每日 1 剂，水煎服，每次 100 mL，每日 2 次口服。

方解：当归、熟地、赤芍、川芎为四物汤，活血调血；桃仁、红花活血化瘀止痛。诸药合用活血化瘀，补血明目。

6. 泻热黄连汤

组成：升麻 25 g，黄芩（酒炒）、黄连（酒洗）、柴胡（酒洗）、生地黄（酒洗）各 50 g，龙胆草 15 g。

服法：共为粗末，每服 15 g，午食前后热服，则阳不升，临卧休服，反助阴也。

方解：此方为主治客之剂。治主者，升麻主脾胃，柴胡行肝经为君，生地黄凉血为臣，为阳明、太阴、厥阴多血故也，故客者，黄连、黄芩皆疗湿热为佐，龙胆草专除眼中诸疾为使，为诸湿热皆从外来为客也。

7. 益气聪明汤

组成：黄芪、人参各 5 g，炙甘草 25 g，升麻、葛根各 15 g，蔓荆子 7.5 g，芍药、黄柏各 10 g。

服法：为末，每服 20 g，睡前服，五更再煎服。

方解：此方以黄芪、人参之甘温，治虚劳为君；甘草之甘平调和诸药，升麻之苦微寒，行足太阳、手阳明、足阳明之经为臣；葛根之甘平，蔓荆子之辛温，皆能生发为佐；芍药之酸微寒，补中焦，顺血脉，黄柏之苦寒治肾水膀胱之不足为使。

（五）针灸疗法

1. 方法 1

取穴：睛明、球后、攒竹、期门、光明、鱼腰、合谷、肝俞、肾俞、三阴交、足三里、承泣、太阳、申脉、照海等。

操作：每次 3～5 穴，每日或隔日 1 次，8～10 次为 1 个疗程。若肝肾亏虚加太冲、肾俞、百会、神阙、太溪以滋补肝肾；若脾胃虚弱加脾俞、胃俞、足三里、合谷、四白等补益脾胃；若肝热上犯，加行间、太冲、风池、阳白、支沟、大敦、印堂等穴，以清肝血热；若阴虚湿热则加脾俞、三焦俞、膀胱俞、复溜、太溪、阴陵泉以养阴清热除湿。

2. 方法 2

取穴：主穴取承泣、睛明、健明，配穴取球后、翳明、太阳、合谷、肝俞、肾俞。

操作：每次选 2～3 个穴位，主、配穴交替使用，中、轻刺激。

3. 方法 3

取穴：主穴取鱼腰、攒竹、睛明，配穴取曲泽、合谷、承泣。

操作：每次选主穴 1～2 个，配穴选 1 个，依次更换，轻刺激。

4. 方法 4

取穴：睛明、球后、攒竹、鱼腰、臂臑、合谷、足三里、三阴交。

操作：每日或隔日 1 次，每次 2～3 穴，8～10 次为 1 个疗程，用补法。此法只适用于早期患者，且宜与内服外点药物配合使用。

（六）现代医学疗法

白内障是造成人类致盲致残及低视力的主要眼病，尽管其发病机制还没有彻底被人类揭开，但在治疗上，尤其是手术治疗，是值得肯定、脱盲效率高的最佳手段。

1. 药物治疗

在药物治疗方面，人们针对多年来的临床与实验研究关于病因机制的几种学说提出了相应的药物治疗，主要以滴眼液为主，针对早期白内障或不适合手术的患者进行临床试用。

（1）辅助营养类药物：如维生素E、核黄素、利眼明等。

（2）与醌体学说有关的药物：根据生化与药理实验研究发现老年性白内障患者色氨酸、酪氨酸等代谢异常，尿液可分离出代谢异常产物——醌亚氨酸（醌体、醌型物质、quinone），而此物质可以诱发老年性白内障。根据"醌体学说"理论，认为使用对晶状体可溶性蛋白质亲和力比醌体还强的物质可以使其不发生变性，从而防止白内障的发生。如卡他林、法可林、白内停等。

（3）抗氧化损伤类药物：在晶体代谢中可产生活性氧而氧化损伤，因老年晶体中一些与氧化有关酶的活性降低，谷胱甘肽的浓度也较成人低，当晶状体细胞膜被氧化损伤后通透性发生改变，晶状体蛋白变性而发生混浊，如谷胱甘肽等。

（4）其他抗白内障药物：如腮腺素、视明露等眼药水可改善新陈代谢，调整囊膜通透性。

2. 手术治疗

随着现代手术治疗及显微器械的发展，白内障的显微手术技术日臻完善、成熟，尤其是在小切口和超声乳化技术方面越来越精细与轻巧；因而在手术时间的缩短，手术创口的减小，手术麻醉的简易（表面麻醉）以及可塑性、折叠式，甚至液体状的人工晶体材料等先进技术的应用，使得白内障手术的效果更佳，毒副作用降低。一方面是降低手术经济成本，让更多的患者接受手术治疗；另一方面是手术时机体前，不需要等白内障成熟，在近成熟、未成熟期即可以采用手术治疗。

但是，人的机体是一个有机整体，白内障的发生与发展是身体疾病的一个方面，而手术即使再精细、轻巧，其术前准备、心里承受、术中操作、手术灯的强光刺激（光损伤）、手术创口的恢复，都离不开围手术期的治疗和护理。现代手术虽然时间短，创口小，无明显的毒副作用，但术后的中医调护重在配合西医防止感染，促进伤口愈合与恢复，消除手术中的视网膜、黄斑区的光损伤以及前房的炎性反应，可以依据中医病机及不同的西医并发症酌情选方调理。

（1）白内障囊外摘除术：白内障囊外摘除术是在刺破晶状体前囊中央部后，将晶体和大部分皮质摘出，并尽量将剩余的皮质冲洗抽吸干净，使晶体后囊、前囊周边部留在眼内。该手术适用于老年性或有硬核的其他类型白内障，和拟植入后房型人工晶体的白内障；及晶体囊膜已破的30岁以上成年人外伤性白内障。

其手术方法为：术前充分散大瞳孔，局部麻醉后，张开眼睑固定上直肌与白内障吸出术相同，并作以角巩缘或穹隆部为基底的结膜瓣。在12点处以截囊刀自角巩缘刺入前房，同上法切开晶体前囊，做开罐式前囊切开，或以由齿晶体囊镊伸入前方，将晶体前囊的中央部镊出。切开并扩大角巩膜切口达130°～150°，用斜视钩或晶体匙和单齿镊子分别轻压下方角巩缘和上方切口后唇附近巩膜，此时晶体核及大部分皮质可以顺利摘出，在12点及鼻、颞侧各做角巩膜缝线一针，然后同上法将抽吸灌注针头，伸入前房，将残留的晶体皮质极有利的晶体前囊抽吸出来（在没有抽吸灌注针头时，可以用连接含冲洗液的18或19号钝头针伸入前房，将残留皮质慢慢冲洗出来），在角巩膜补加缝线4～5针，做球结膜缝合。球结膜下注射庆大霉素加地塞米松，术眼涂阿托品及抗生素软膏，眼遮盖并包扎双眼。

（2）白内障囊内摘除术：白内障囊内摘除术是在离断晶体韧带后将晶体完整摘出。本手术适应于老年性白内障40岁以上有较大硬核的各种白内障及有晶体脱位的白内障。从20世纪30年代到80年代初期，此术式曾被改进和推广，但由于手术后玻璃体失去了晶体后囊的支撑，其活动度增大，使黄斑囊样水肿及视网膜脱离等并发症发病率较高，故在一些发达国家眼科医生较多采用在显微镜下进行白内障囊外摘除术，而较少作此术式。

　　本术式多采用冷冻摘除法。其方法为：手术前散大瞳孔，麻醉及结膜瓣，角巩膜缝线等均与囊外摘除术的方法相同，但角巩膜缘切口约170°～180°，做虹膜周边切除，先切角膜瓣，使上方瞳孔缘较充分地暴露，推开上方虹膜，露出周边部晶体前囊，以白内障冷冻摘除器的头接触上方晶体前囊，待数分钟后，冷冻头与晶体前囊及其下皮质冷冻黏着后，慢慢提取晶体稍后左右旋转摆动，使晶体韧带断裂，整个晶体便能完整摘除，缝合角巩缘、结膜缝线。球结膜下注射庆大霉素和地塞米松，术眼涂阿托品及抗生素软膏，眼遮盖并包扎双眼。

　　在没冷冻摘除器时，还可以用镊子夹着硅胶丸或用特制的笔式硅胶棒置于晶体上方前囊表面，接触10 min后使二者粘着，即可像冷冻摘除术一样将晶体摘除。也可以用特制的无齿晶体囊镊夹住上方晶体前囊，或用金属制的晶体吸盘连接滴管作吸引力，将晶体完整摘除，但此二法均不及冷冻方法简便有效。

　　（3）人工晶体植入术：随着科学的发展，近年在国内外已普遍推行白内障摘除后即在眼内放入一个人工晶体，代替已摘除的混浊晶体，达到更好恢复晶体生理功能的目的，手术后没有佩戴白内障眼镜引起的物像放大、周边视野缩窄和佩戴角膜接触镜可能引起一系列并发症等的缺点，特别有利于单眼白内障摘除后恢复双眼单视的功能。目前使用的有前房型及后房型人工晶体，大多数是在白内障摘除后即植入人工晶体，也有少数是在白内障摘除后（一般半年以上）植入的，其中常规白内障现代囊外摘除术后即可置入改良型 J 袢或 C 袢后房型人工晶体，为最广泛采用方法。

　　（4）白内障现代囊外摘除联合后房型人工晶体植入：此为在手术显微镜下先进行白内障囊外摘除术，术前散瞳、术时麻醉、开睑、上直肌缝线、做以穹隆为基底的结膜瓣、止血、穿刺进前房、开罐式截囊、剥离前囊膜、挽出晶体核、清除干净残留皮质等均与白内障囊外摘除术相同。然后松除12点钟方位角巩膜缝线，使鼻、颞侧缝线间留有6 mm宽的置入口，在前房及囊袋内注射2%甲基纤维素或 Healon 后，将人工晶体从6 mm的切口植入。用人工晶体镊夹住人工晶体上 1/3 部分，使下袢通过切口并送至6点处虹膜后的囊袋中，将上袢送入切口，逆时针旋转镊子，使袢的膝部向后方，当袢的膝部已越过瞳孔上缘时放松上袢，上袢即可进入虹膜后面的囊袋内。调整人工晶体位置，使上、下袢分别位于9点及3点的水平位置。前房注入1%毛果芸香碱或0.1%氨甲酰胆碱缩瞳。缝合角巩膜及结膜切口。球结膜下注射庆大霉素及地塞米松，涂抗生素眼膏，遮盖双眼。

　　（5）白内障超声乳化吸出联合人工晶体植入术：白内障超声乳化吸出术是利用超声波将晶体核乳化后吸出。本法具有切口小，术后患者活动不受限制，对角膜表面曲率影响小的特点，术后很少散光，适应于晶体核不是明显坚硬的白内障。其手术步骤为：术前充分散瞳、麻醉、开睑、作以穹隆部为基底的结膜瓣等，均同白内障囊外摘除术。然后做板层巩膜瓣下角膜缘切口3 mm长，向前房内注入 Healon，开罐式截囊或圆形撕囊。将超声针头斜面向下插入前房，以免进入时吸住虹膜造成虹膜根部离断，进入前房后立即转动使其斜面向上。从晶体核的前面中央部开始削刨，由浅到深，连续操作直到中央仅剩下一薄层，勿使核松动。当核中央被乳化吸出后，剩余的核呈碗状，此时将针头移到核的上方赤道部，轻轻使针头进入核与皮质间，停止乳化，灌注 Healon 使核与皮质分离，然后用针头轻轻推动核，使之与皮质进一步分离。如果向一个方向转动核有困难时，则向相反方向重复此动作。一旦核可以自由转动，则继续乳化核的周围部分，直至核中央剩下一薄层。最后核的小片需用乳化针头将其分为两半，并被乳化吸收，不可剩余以免术后严重反应。用自动注吸系统清除干净皮质后，扩大原3 mm切口至6 mm长。如上法囊袋内植入人工晶体，前房内注入1%毛果芸香碱或0.1%卡巴胆碱。平复巩膜瓣，检查切口有无房水渗漏，缝合或不缝合切口。球结膜下注射庆大霉素及地塞米松，涂抗生素眼膏，遮盖术眼。

　　（七）其他疗法

　　除针灸疗法针对常用经穴治疗外，在眼部、眼周及耳部采用的其他疗法亦颇为丰富，如耳穴埋针、贴药、耳穴结扎、埋线；眼周穴按摩、理疗、离子导入，配合电针、电推拿、气功以及穴位冷冻、耳穴穿针等方式多样，各有特色。

　　1. 眼周穴位按摩及理疗法

　　可用脉冲穴位按摩仪或手法按摩双眼周穴，如睛明、攒竹、四白、鱼腰、太阳等穴位，每天1～2次。

2. 耳穴埋针或贴药法

可选耳穴有肝、目、脑、肾、内分泌等穴，每次 2 ~ 3 个穴，埋针、埋线或贴决明子、磁朱丸等，埋藏或贴药后一般 3 ~ 4 d 后再埋针或埋线或贴药，次数不限。

3. 穴位注射法

取穴三阴交、肝俞、肾俞、光明、合谷等，每次选穴 2 ~ 3 个，选用维生素 C 注射液，每穴每日每次注射 0.5 mL，每日或隔日 1 次，交替轮取，10 次为 1 个疗程。

4. 中药离子导入法

常用中药离子导入的药物有：丹参、三七、血栓通、当归、毛冬青、决明子、黄芩、钩藤、洋金花、地榆、五味子、芦荟、蜂蜜、昆布、盐酸罂粟碱、草乌、延胡索、碘化钾、维生素 C、川芎、黄连素等。

5. 头针疗法

取穴视区，针尖向下刺入头皮第三层幅状腱膜后，平行皮肤进针 4 cm，快速旋转针体，或可以留针 2 h，10 次为 1 个疗程。

6. 刮痧治疗

头部：全息穴区——额中带、额顶带后 1/3、顶枕带下 1/3。督脉百会。膀胱经一双侧睛明、攒竹。奇穴——双侧太阳。胆经——双侧瞳子髎、风池。三焦经——双侧翳风。

背部：膀胱经——双侧肝俞至肾俞。

上肢：大肠经——双侧合谷至三间。

下肢：胃经——双侧足三里。

7. 针挑疗法

取穴：第 6、7 颈椎棘突处，第 1 胸椎棘突处，以上各处旁开约 0.5 cm 处的 6 个点作为挑治部位，每 7 个点构成一个梅花形。

操作：患者取坐势，头略低，暴露局部皮肤后，选取挑治部位。按常规消毒皮肤，然后用针挑破皮肤，从皮下组织中可挑出白色纤维物数十条，至白色纤维物挑净为止，将白色纤维挑断或用手术刀切断。挑治部位有少量出血，用消毒棉球擦干即可。挑治时间一般第 1 ~ 4 次，每日挑治。从第 5 次开始，则每周挑 1 次，12 次为 1 个疗程。最初 3 次分别在 6 ~ 7 颈椎，第 1 胸椎棘突处挑，第 4 ~ 12 次分别在棘突处周围、左右、上下相对称的两个点挑治（注意：挑治过程中，禁食有刺激性的食物，禁房事。）

8. 火罐疗法

取穴：第 6、7 颈椎棘突处，第 1 胸椎棘突处。

操作：依上法实行针挑后，挑治部位有少量出血，用消毒棉球擦干，然后在该处拔火罐，吸出少量血液即行起罐，将血擦干，用酒精消毒，盖上消毒敷料，胶布固定，隔日 1 次，每 12 次为 1 个疗程，一般随针挑法相配合同施患处。

9. 梅花针疗法

取穴：后颈部、眼周部及大椎穴。

操作：常规梅花针刺法，弹刺后可加罐拔吸 10 ~ 15 min。隔日 1 次，5 ~ 10 次为 1 个疗程。

10. 祛障穴冷冻法

本方法是治疗老年性白内障进行期（初发期、膨胀期）行之有效的方法，是原长春中医学院眼科教研室李永才教授 1980 年发现并创立的。选穴：在角巩膜缘 3、6、9、12 点终四个方位为祛障穴，穴位直径 2 mm，2/3 在巩膜缘上，1/3 在角膜缘上，先用 0.5% 丁卡因做表面麻醉 3 次后，用直径 2 mm 的无菌棉签蘸液氮 0.5 mL 之后迅速接触祛障穴表面，不施加压力。冷冻时间为 5 s，以穴位表面出现白色冻斑为宜。每周 1 次，5 次为 1 个疗程。冷冻后无须特殊处理，局部极度充血水肿时，可点用氯霉素眼药水以预防感染。

（八）并发症治疗

1. 绿风内障

相当于西医急性闭角型青光眼。发病急剧，眼珠肿痛欲脱，视力急剧下降，甚至失明。白睛混赤，眼睛雾浊，瞳内呈黄绿色，瞳神散大，眼珠变硬，甚坚如石。或伴有头痛如裂，恶心呕吐，眩晕耳鸣。舌质红，苔黄腻，脉滑数。

（1）中药疗法：①治法：平肝泻火，清降痰浊。②方药：羚羊角饮子加减。羚羊角（锉末）、犀角（锉末）、防风、桔梗、茺蔚子、玄参、知母、大黄（炮）、决明子、甘草（减半）、黄芩（炒）、车前子各等分。

（2）针灸疗法：①取上花穴治疗，用泻法。②在选穴上，以足太阳膀胱经、足少阳胆经、足厥阴肝经为多，其次为足阳明胃经、手阳明大肠经、手少阳三焦经、督脉。主穴：睛明、攒竹、风池、行间。配穴：合谷、三阴交、太阳、肝俞、光明、太冲、足三里、肾俞、太溪、球后。

实验研究以睛明、行间、风池为主穴，单独针刺即可有效降低眼压，若联合使用降眼压效果迅速持久。

（3）其他疗法：①甘露醇：使用剂量一般每千克体重 1.5 g。本品配成 20% 水溶液作静脉滴注，每分钟输入 5 ～ 10 mL，一般在 30 ～ 60 min 滴完。注射后 15 ～ 30 min 开始眼压下降，用药后可出现多尿、口渴及颅内压降低所引起的恶心、头痛、头昏等，输液停止后即可消失。② 50% 葡萄糖溶液：加入 1 g 维生素 C，静脉注射，每日 1 次，亦有暂时降低眼压的作用，糖尿病患者禁用。

（4）现代医学疗法：①用药物降低眼压，以解除高眼压对视网膜及视神经的危害。常以缩瞳剂、碳酸酐酶抑制剂、β 阻滞剂及（或）肾上腺素 α_2 激动剂联合并用，大多数病例足以降低眼压。②打开关闭前房角，在发作 48 h 内打开关闭的前方角，越早越好。缩瞳剂、角膜中央加压可以打开对合性前房角关闭。激光周边虹膜成形术、注射 BBS 于前房可拉开粘得不太牢固的前粘连。③缓解瞳孔阻滞：90% 闭角型青光眼是瞳孔阻滞性的。瞳孔阻滞可造成前房角关闭，切开虹膜根部是改善前后房角交通的有效办法，全部闭角型青光眼患者需要行激光虹膜切开术或周边虹膜切除术。④瞳孔阻滞性青光眼一定需要手术进行治疗。在药物将眼压控制，或者用尽全部药物而眼压未能被控制后，必须考虑手术治疗。药物治疗后很快控制眼压者，先复查前房角，判断是何种机制增高眼压的。并采用其相应的手术进行治疗，有激光虹膜切开术、周边虹膜切除术、激光周边虹膜成形术、小梁切除术、白内障囊外摘除术等。

2. 晶状体过敏性葡萄膜炎

本病应及时取除晶状体物质，扩瞳、局部及全身应用类固醇。另一眼如有白内障，需行囊内摘除术。

第八章

青光眼

第一节 原发性青光眼

原发性青光眼指没有与其他可以认识的眼病有确切联系的青光眼，为双侧性疾患，但可不同时发病。本病与遗传有关，多见于女性，发病年龄多在 40 岁以上。据统计，1949 年前因青光眼而失明者占盲人的 4.9%，1959 年则为 7.5%，1964 年上升到 19.62%。这是由于沙眼和其他感染性眼病的致盲率不断下降，致使青光眼成为主要致盲眼病之一。1987 年全国抽样调查显示，双眼盲中由青光眼致盲者占 8.8%，位居主要致盲眼病第四位。原发性青光眼有两个基本类型，即闭角型青光眼及开角型青光眼。

一、原发性急性闭角型青光眼

原发性急性闭角型青光眼（acute primary angle closure glaucoma，APACG）是指由于房角关闭引起眼压急性升高的一类青光眼。因其发作时常出现眼前部充血，过去又称之为"充血性青光眼"。此病为中、老年性疾患，好发于 40 岁以上妇女，尤以 50～70 岁多见，男女两性之比约为 1：4。虽为双侧性疾患，但常一眼先发病，双眼同时发病者较少，APACG 与遗传有关。本病的发作与季节有一定关系，冬季较夏季多，可能与冬季光线较暗而使瞳孔开大有关。根据目前对发病机制的研究认为：本病属于一种因某些身心和环境因素导致敏感人群房角急性关闭，进而导致眼压升高的一类青光眼；基本病因与房角状态相关，故称之为原发性急性闭角型青光眼（APACG）更恰当。其发病与前房深度有肯定的关系，瞳孔阻滞是这类青光眼发生的主要机制。对本类青光眼进行早期干预，不但可阻止病情进展，甚至有些患者可预防其发病。

根据本病的临床表现，将 APACG 分为 6 期，即临床前期、前驱期、急性期、缓解期、慢性期、绝对期。其中急性期不但症状明显，而且急性高眼压对眼球的破坏性强，为眼科急重症，应及时治疗，否则可在短时间内致永久失明。解除瞳孔阻滞，扩大房水引流途径，降低眼压是主要治疗目标。目前所采用的主要治疗手段仍以手术为主，如虹膜周边切除术（激光或手术）、小梁切除术、小梁切开术、睫状体光凝术、深层巩膜咬切术等。

（一）病因病理

1. 西医病因病理

（1）原发性急性闭角型青光眼的基本病因与眼前节的解剖结构尤其是房角状态有关。由于虹膜周边部机械性地堵塞了房角，阻断了房水的出路而使眼压升高。小梁和 Schlemm 管等房水排出系统一般正常。另外，情绪激动、精神创伤、过度劳累、药物散瞳，或长时间在暗环境工作及近距离阅读、气候变化、季节更替等都可能导致其急性发作。由于睫状体局部肿胀充血，将虹膜根部挤向房角，引起房角关闭，导致眼压急剧升高。

（2）原发性急性闭角型青光眼患者的眼前节较小，前房浅，房角窄，晶状体前后径相对较大而角膜直径小于正常值，屈光状态以远视居多。由于虹膜与晶状体接触面大，特别是晶状体随年龄的增加而变厚，进一步引起晶状体虹膜隔向前移位，形成一种生理性瞳孔阻滞。房水流经瞳孔区的阻力相对增大，使后房压力大，推挤虹膜向前，且虹膜根部拥向周边与房角入口处黏附，房水外流受阻，导致眼压升高。眼压升高可引起眼球的病理组织学改变。早期和急性期阶段，主要表现为循环障碍和组织水肿，如角膜水肿、虹膜睫状体充血、水肿、渗出，视网膜血管扩张、充血或出血等。病程晚期和慢性期阶段，表现为组织变性和萎缩，如角膜变性所引起的大泡性角膜病变和血管翳、虹膜睫状体萎缩及色素脱失，以及典型的青光眼视盘凹陷等。

2. 中医病因病机

中医学认为本病根本原因为"内肝管缺"，致使眼内神水阻滞而成。但与五脏及气血功能失调亦有密切关系，如悲郁忧思，暴怒忿郁，气结于肝，肝失疏泄，气机郁滞，郁火内生，上灼于目；或肝胆火热亢盛，热极生风，风火相煽，上攻于目；或气郁化火，气火上逆，壅塞目中玄府，神水排出不畅，蓄积于目中；或暴饮暴食，损伤脾胃，脾湿生痰，痰郁化热，痰火郁结，上攻于目，阻塞玄府，神水滞留目内；或劳倦太过，真阴暗耗，肾阴不足，水不制火，上炎于目；或水不涵木，阴不济阳，肝阳失制，亢而生风，阴虚阳亢，上扰清窍；或肝胃虚寒，饮邪上逆等。归纳上述，不外由风、火、痰等邪导致阴阳偏盛，气机失常，气血失和，经脉不利，目中玄府闭塞，气滞血瘀，诱发神水瘀滞，酿成本病。

（二）临床表现

原发性急性闭角型青光眼有典型的临床症状和体征，发病急，患者反应强烈，短时间内对眼部的损害重，并可导致不可逆性损害，是眼科常见的急症。根据急性闭角型青光眼的临床经过及疾病转归，可将其分为临床前期、前驱期、急性发作期、间歇期、慢性期、绝对期。但是，个体病情临床表现可以有很大差别，从毫无症状到剧烈疼痛、视力丧失、呕吐等，尤其对仅有临床主诉而缺乏阳性体征的个体，有必要适当地选择激发试验，仔细检查房角，密切观察 24 h 眼压变化，以免误诊或漏诊。

1. 症状

（1）临床前期：即出现临床表现之前的阶段，凡一眼曾有急性发作，另一眼无发作史和临床表现，但具有浅前房和窄房角的解剖特征，目前没有青光眼发作史，但激发试验阳性者均属临床前期。

（2）前驱期：此期的眼压升高足以引出临床症状，但没有急性发作期那样剧烈，症状较急性发作轻，如中度眼球胀痛、一过性视矇、虹视，并伴有轻度同侧偏头痛、鼻根和眼眶部酸痛和恶心，经休息和改善光照强度等，症状可自行缓解。发作持续时间一般短暂而间隔时间较长，通常在 1 ~ 2 h 或数小时后，症状可完全消退。多次发作后则持续时间逐渐延长，而间隔时间缩短，症状逐渐加重而至急性发作期。

（3）急性发作期：是急性闭角性青光眼的危重阶段，起病急，患者有剧烈眼胀痛及同侧头痛。虹视，视力极度下降，严重者仅见眼前指数，甚至只存光感，常伴有恶心、呕吐，有时可伴有发热寒战、便秘以及腹泻等，全身衰竭，电解质紊乱，并常因此被误诊为脑血管疾病、心血管疾病或消化系统疾病。

（4）间歇期：指青光眼急性发作后，经药物治疗或自行缓解，房角重新开放，眼压和房水流畅系数恢复正常，视力恢复至原有水平或稍低，病情暂时缓解，眼压不需药物即可维持在正常范围。

（5）慢性期：急性发作期未经及时、恰当的治疗或反复发作后房角关闭已形成组织粘连，范围达 1/3 ~ 1/2 以上，房水引流减少，则可迁延为慢性期。此期患者自觉症状减轻甚至消退。

（6）绝对期：是所有青光眼晚期的最终结局，视力完全丧失，无光感，临床自觉症状轻重不一，有些人已耐受了高眼压，可无症状或轻度眼胀头疼。

2. 体征

（1）眼前节充血，眼睑水肿：球结膜呈睫状充血或混合性充血，浅层巩膜充血，并有球结膜水肿。充血水肿越明显，疼痛亦越严重。

（2）角膜水肿：如果眼压升高至 5.3 kPa（40 mmHg）以上，即可出现角膜水肿，以角膜上皮水肿最为常见，角膜上皮呈哈气样混浊，裂隙灯显微镜检查上皮呈颗粒样反光。角膜后壁有棕色沉着物，一旦眼压下降，水肿则消失。但如角膜内皮失代偿后，则水肿持续存在。重度急性发作患者可以有角膜基质水肿并增厚。绝对期，角膜上皮轻度水肿，有时可反复出现大泡或上皮剥脱而有明显疼痛等刺激症状，角膜也可发生带状混浊。

（3）前房浅：由于角膜水肿和虹膜膨隆，使前房变得更浅；由于静脉充血，一些蛋白质溢出到房水，导致房水闪辉及浮游物，这是常见的眼部体征，但较虹膜睫状体炎轻微。偶有渗出甚至积脓，极易导致瞳孔和房角粘连。

（4）虹膜萎缩、后粘连及周边虹膜前粘连：虹膜水肿，隐窝消失。在高眼压状态下，供给虹膜的动脉可能发生局部循环障碍，致使局部缺血，发生节段性虹膜基质萎缩，有时上皮层也萎缩，通常发生于上方虹膜，其他部位也可出现，接近瞳孔缘的萎缩较明显；如高眼压持续时间长，可使限局的 1 ~ 2 条放射状虹膜血管闭锁，造成相应区域的虹膜缺血性梗死而出现扇形虹膜萎缩。由于急性发作期晶状体前囊与虹膜接触面比较密切，加上虹膜充血及蛋白渗出，可能会出现轻度虹膜后粘连，但一般不太严重。虹膜水肿及角膜等有助于周边虹膜前粘连的形成，这一类患者在眼压下降后，房角仍然闭塞不再开放。

（5）瞳孔散大：由于眼压升高超过动脉灌注压水平可导致瞳孔括约肌麻痹或部分括约肌萎缩，结果使瞳孔散大，这是青光眼与虹膜睫状体炎重要鉴别点之一。瞳孔中度散大呈竖椭圆形或形态不规则，与虹膜萎缩的部位以及是否有瞳孔后粘连有关；另一原因是括约肌缺血，瞳孔常呈固定状态，对光反应及集合反应均消失，且对缩瞳剂不敏感。

（6）晶状体改变：严重急性闭角型青光眼可以引起晶状体改变，检查瞳孔区的晶状体前囊下可出现灰白色点状、条状和斑块状混浊，称为青光眼斑。这些斑点混浊不出现于晶状体后皮质及被虹膜遮盖的晶状体前面。青光眼斑的发生，被认为是高眼压下造成的营养障碍的结果。这种混浊有些可吸收，有些则持续存在，以后被新的晶状体纤维覆盖，从青光眼斑在晶状体内的深度，可以估计急性发作以后所经过的时间。因此青光眼斑对急性闭角型青光眼的诊断特别是回顾性诊断有一定价值。

（7）眼底：在急性发作期眼压急骤升高，可直接造成对视神经的损害，视盘充血、轻度水肿，有动脉搏动，视网膜静脉扩张，偶见小片状视网膜出血；有时可发生视网膜中央静脉阻塞；急性高眼压可造成视神经纤维及视网膜节细胞以及光感受器的损害。当病情发展到一定阶段时，将遗留下不可逆性严重损害，视乳头出现病理性凹陷和萎缩。

（8）眼压：急性发作期眼压突然升高，一般常在 5.3 kPa（40 mmHg）以上，甚至超过 13.3 kPa（100 mmHg）。

（9）房角：前房角镜下可见虹膜周边部与小梁紧相黏附，房角关闭，如急性发作持续时间不长，眼压下降后房角尚可重新开放，或有局限性粘连，小梁上有色素沉着；如持续时间长，则形成永久性房角粘连。

（10）视野：急性期多为非特异性的向心性或上方视野缩窄，也可见到生理盲点扩大和中心视野缺损、视神经纤维束损害性视野缺损等。随着眼压的正常化，视野也可以恢复正常。有些人留下永久的色觉减退、视敏度降低或固定缺损。

3. 并发症和后遗症

当眼压升高，尤其是急性高眼压时，眼睛的各个组织均可发生病理改变和功能损害，例如眼睑、球结膜充血水肿；角膜水肿、角膜失代偿、带状角膜变性；虹膜萎缩、粘连及虹膜睫状体炎；房角粘连闭锁；晶状体混浊；眼底出血、动静脉阻塞；视神经损害等等。如不给予及时处理，其后果往往是严重而永久性的。

（三）实验室及其他检查

本病无须特殊实验室检查，其他检查如下：

1. 激发试验

由于闭角型青光眼发病机制主要是瞳孔阻滞和虹膜根部阻塞房角，房水不能与小梁网接触，因此可以针对性地利用这些原理人为造成眼压升高，对可疑青光眼提前作出诊断。凡具有浅前房、窄房角而眼压正常，并有发作性虹视、眼胀、视力一过性下降、头痛、眼眶或鼻根部酸胀以及青光眼家族史者，可考虑做激发试验。对于闭角型青光眼，激发试验的主要机制有二：①增加瞳孔阻滞力。②虹膜根部堆积阻塞房角。目前常用闭角型青光眼的激发试验主要有暗室试验、俯卧试验、散瞳试验等。结果分析：实验前后眼压升高≥1.1 kPa（8 mmHg），或试验后眼压≥4.0 kPa（30 mmHg）为阳性，实验前后眼压升高<0.8 kPa（6 mmHg）为阴性。试验前后配合眼压描记及房角镜检查，如果C值（房水流畅系数）下降25%~30%，房角关闭，即使眼压不高也是阳性。激发试验仅是人为诱发高眼压的手段，阴性并不能排除将来发生闭角型青光眼的可能性，阳性也不是都会发生急性房角关闭；但不能否认激发试验对诊断和治疗的意义，需结合临床及其他检查作综合考虑。

2. 前房角镜检查

使用特定的房角镜对房角宽窄及开放或关闭情况进行检查，是诊断本病及进行本病与其他类型的青光眼相鉴别的关键因素之一。

3. 超声生物显微镜检查

超声生物显微镜（UBM）对于精确检查周边房角宽度及关闭情况、晶状体膨胀及瞳孔阻滞情况等很有帮助，也可检查并评价抗青光眼手术的效果。

4. B超

B超可测定前房深度、晶状体厚度，并明确晶状体位置。

5. 视觉诱发电位

视觉诱发电位（VEP）可用于客观检查和判断青光眼患者视神经损害程度。

（四）诊断与鉴别诊断

1. 诊断要点

（1）中老年人，好发于40岁以上年龄，女性多见。

（2）眼痛、眼胀，同侧偏头痛；虹视，雾视；常伴有恶心、呕吐、发热、寒战、便秘等。

（3）视力下降，甚者仅存光感。

（4）眼压升高。

（5）瞳孔散大，光反应消失；眼部充血，呈睫状充血或混合充血；角膜水肿，呈雾状或毛玻璃状；前房变浅及房角闭塞；虹膜节段性萎缩；晶状体改变，晶状体前囊下出现青光眼斑。

2. 鉴别诊断

（1）急性虹膜睫状体炎：急性闭角型青光眼急性发作时前房浅，瞳孔散大呈竖椭圆形，眼压明显升高，角膜上皮明显水肿，后壁没有或仅有少量沉着物，自觉症状如眼痛、头痛剧烈，视力突然明显下降。急性虹膜睫状体炎前房深度正常，前房闪光明显阳性、有浮游物，瞳孔缩小，虹膜有后粘连，眼压正常或偏低或稍高，角膜后壁有较多灰白色沉着物，疼痛较轻，视力逐渐减退。

（2）急性结膜炎：急性结膜炎临床表现为眼部灼痛、畏光、流泪，有分泌物，常呈黏性；严重者伴有耳前淋巴结肿大，以及病毒性上呼吸道感染症状。眼部检查所见：视力正常，或偶有一过性虹视；球结膜充血，角膜浅层点状浸润；前房深浅正常，房水闪光（-）；瞳孔正常大小，眼压正常。

（3）消化道及脑血管疾病：因急性闭角型青光眼急性发作期常伴有剧烈头痛、恶心、呕吐、脉搏加快、体温升高等症状，可被误诊为消化系统或脑血管疾患，而忽略了眼部的检查，常因此而延误青光眼的治疗，造成严重后果甚至失明。故应详细询问病史并进行眼部检查，尤其是眼压检查，以避免这一情况的发生。

（4）继发性青光眼：除急性闭角型青光眼外，眼前段炎症所致青光眼，眼内出血所致血影细胞性青光眼，晶状体膨胀、晶状体溶解性、晶状体半脱位所致青光眼，新生血管性青光眼等均可引起眼压急性升高，甚至遗留下高眼压造成的眼部损害体征。与上述疾病进行鉴别，其中最重要的是作对侧眼的检查，对于原发性闭角型青光眼而言，双眼具有同样的解剖特征。如果发现对侧眼不具有同样特征，则应做进一步检查，做出鉴别诊断。对眼部病史及全身情况详细追查也十分重要，具体鉴别详见后述各疾病。

（5）恶性青光眼：由于本病与原发性恶性青光眼临床表现及眼部解剖体征有许多类似情况，很易误诊，因为两病的处理原则不同，所以两者的鉴别诊断是非常重要的。恶性青光眼也具有眼前段狭小的特征，但往往和本病相比眼前段更狭小，晶状体厚度更厚，眼轴更短，晶状体相对位置更靠前。前房变浅和本病不同，虹膜表现为和晶状体前面一致性向前隆起，最为重要的是当用缩瞳剂治疗后病情恶化。

（五）治疗

急性闭角型青光眼治疗的目的：解除瞳孔阻滞及其他房角关闭的诱因；重新开放房角；降低眼压，防止再次发作；预防或终止视神经进一步的损害。为达到此目的，在治疗急性闭角型青光眼中需要遵循以下原则：①急性闭角型青光眼属眼科急诊范畴，应紧急给予恰当处理，以免造成视功能不可逆的损害。②未经适当而有效的药物治疗前，高眼压情况下切勿实施手术，否则会产生严重并发症。③眼压控制后，切忌突然停药，应逐渐减药。可先停全身用药，以后再停局部用药。④停药后48 h以上，1/2以上房角开放，眼压恢复正常范围者，选择周边虹膜切除术是一种有效的治疗方法；虽经用药使眼压下降，但不能降至正常范围，房角开放不到1/2者，不必停药，应及时施行滤过性手术。⑤对侧眼如果合并浅前房、窄房角者应滴用缩瞳剂并及早行预防性周边虹膜切除术或激光治疗，以免激发其发作。

1. 西医治疗

（1）原发性急性闭角型青光眼的临床前期、前驱期、间歇期，可以首选YAG激光虹膜打孔术或周边虹膜切除术。

（2）急性发作时的治疗：①高渗剂：高渗溶液可以升高血液渗透压，使眼内脱水，从而降低眼压。特别是使玻璃体脱水，晶状体后移，前房加深，房角开放。给药15 min后眼压可下降，30～60 min后眼压下降显著，效果持续5～6 h，重复给药一般不短于6 h。因高渗剂具有降低颅内压的作用，故可致头痛，静脉给药者，应卧床休息。所有高渗剂可使体内钾离子丢失，故对于心肾功能不全者应慎用或禁用高渗剂。如甘露醇，常用20%甘露醇250～400 mL，静脉滴注，45 min内滴注完毕；甘油，用生理盐水将甘油配制成50%溶液，男性120 mL，女性100 mL，顿服，糖尿病患者禁用。②碳酸酐酶抑制剂：这类药物可降低眼压，对急性闭角型青光眼非常有效。常用有乙酰唑胺（醋氮酰胺），成人口服一般首次药量500 mg，以后每次250 mg，每6～8 h一次。③辅助药物治疗：便秘者给予硫酸镁30 g溶于60 mL水中，口服，既能起到通便作用又有降眼压作用。如患者烦躁不安而失眠时，给予苯巴比妥30 mg，口服。对于呕吐者给予氯丙嗪12.5～25 mg，一日2～3次。

2. 中医辨证论治

（1）肝胆火炽。

证候：发病急剧，眼珠胀痛难忍，痛及目眶，头痛如劈，视力锐减，抱轮红赤或白睛混赤，黑睛雾状混浊，瞳神极度散大，呈淡绿色，珠硬如石；全身伴有恶心、呕吐，恶寒身热，溲赤便结。舌红、苔黄，脉弦数。

治法：清热泻火，凉肝熄风。

方药：绿风羚羊饮或羚羊钩藤汤加减。绿风羚羊饮以清热泻火为主，适用于肝胆火炽、风火攻目之证。羚羊钩藤汤治以凉肝熄风为主，适用于热极动风、阴血已伤之证。头痛甚者，加川芎、菊花、石膏以清散热邪；伴有恶心、呕吐者加代赭石、竹茹以清热降逆止吐；目珠胀硬、神水积滞者加猪苓、通草、泽泻以利水泻热。

（2）肝郁气滞。

证候：头眼胀痛较轻，抱轮微红，视物微朦，瞳神略大；情志抑郁，胸闷暖气；口苦纳呆，泛恶呕吐。舌红、苔黄，脉弦数。

治法：清热疏肝，降逆和胃。

方药：丹栀逍遥散加减。伴恶心、呕吐者，加左金丸以清肝泻火，降逆和胃止吐；胸闷胁肋胀痛者，加郁金香附以疏肝行气止痛；目珠胀硬、黑睛雾状混浊者，加通草、猪苓、泽泻以利水泻热。

（3）痰火动风。

证候：眼部表现类似肝胆火炽之证，而头痛如劈，身热面赤，动则眩晕，恶心、呕吐，溲赤便秘。舌红、苔黄腻，脉弦滑数。

治法：降火祛痰，平肝熄风。

方药：半夏羚羊散加减。若抱轮红赤或白睛混赤显著、胀痛较剧者，去川乌、川芎，加赤芍、丹参，以凉血活血。

（4）阴虚阳亢。

证候：头眼剧痛，视力急降，常伴有头痛眩晕、耳鸣耳聋、心烦失眠、口燥咽干。舌红少苔，或舌绛少津，脉弦细数或细数。

治法：滋阴降火，平肝熄风。

方药：知柏地黄丸加味或阿胶鸡子黄汤加减。知柏地黄丸治以滋阴降火为主，适用于肝肾阴虚、虚火上炎为重者；阿胶鸡子黄汤以滋阴养血、柔肝熄风为主，适用于热邪灼伤真阴、阴亏血虚、肝风内动之证。

3. 局部治疗

（1）缩瞳剂：缩瞳剂的作用是收缩瞳孔，将周边拥塞于小梁网的虹膜展平，是治疗急性闭角型青光眼的重要手段。急性闭角型青光眼发作愈重、时间愈长，点缩瞳剂就愈要频繁。临床较多用 1%～2% 毛果云香碱液滴眼，每 5 min 一次，瞳孔开始缩小后改为每 15 min 一次，直至发作缓解后改为每天 4 次。

（2）肾上腺皮质激素：急性闭角型青光眼发作时常引起明显虹膜睫状体炎性反应，可造成虹膜肿胀、瞳孔后粘连和房角粘连。采用肾上腺皮质激素滴眼，能促使炎症尽快消退，缩短病程，减少并发症。如泼尼松龙滴眼液或地塞米松滴眼液，每天 3～4 次，滴眼。

（3）肾上腺素 β－受体阻断剂：目前，肾上腺素 β－受体阻断剂有很多种，以局部滴眼液为主。如马来酸噻吗洛尔、美开朗滴眼液等。本类药与乙酰唑胺、毛果云香碱等联合应用均能产生协同作用。降压原理主要是减少房水生成。0.25%～0.5% 马来酸噻吗洛尔滴眼液，每日 1～2 次，滴眼；或 1%～2% 美开朗滴眼液，每日 1～2 次，滴眼。其他如贝他根、贝特舒等新一代 β－受体阻断剂，在维持了马来酸噻吗洛尔的降压作用的同时减少了一些不良反应。

以上用药后 2 h，若眼压下降，必须检查视力及测量眼压，以判断视功能的损害程度及制订下一步的治疗。若眼压下降至正常，可逐渐减少毛果云香碱和乙酰唑胺用量及次数，至停药或仅用低浓度药物眼压仍能维持正常，再根据前房角开放情况选择药物、激光或手术治疗；若药物治疗或减药不能维持眼压则需尽早手术。

4. 慢性期的治疗

在用以上药物控制不理想时，应尽早做青光眼外引流手术。

5. 绝对期的治疗

以解除痛苦为主要治疗目的。不能长期口服降眼压药物，以免损害肾脏功能。控制眼压可采取如下方法。

（1）药物：以局部用药为主，如拉坦前列腺素、贝美前列腺素等滴眼液。

（2）球后注射药物：如氯丙嗪、无水酒精等。

（3）手术治疗：对于疼痛难忍者，主要采取睫状体破坏性手术治疗，如二极管睫状体光凝或睫状体冷凝术。

（4）外滤过术、引流管植入术等，原则上不做眼内手术。

6. 中成药及验方

（1）石斛夜光丸：每次 6 g，每日 2 次，温开水送服。适用于阴虚火旺型。

（2）逍遥丸：每次 6 g，每日 3 次，温开水送服。适用于肝气郁结型。

7. 针刺治疗

主穴：睛明、球后、太阳、风池；配穴：攒竹、丝竹空、四白、翳明、合谷、阳白、外关、太冲、内关、足三里。

方法：每次选主穴 1～2 个，配穴 4～5 个，交替应用。每日 1～2 次，留针 30 min。

急性期可在太阳、太冲、大敦、合谷等穴以三棱针放血。

8. 激光治疗

青光眼的各种传统手术均可逐渐为激光治疗所取代或大幅度的减少，凡具有行周边虹膜切除术指征的急性闭角型青光眼均可采用激光虹膜穿孔术治疗。由于中国人虹膜色泽深，组织结构不同于欧美人，所以常采用氩激光联合 Nd ： YAG 激光。当周边前房极浅，不易行激光周边虹膜切除术时，先采用氩激光行虹膜成形术加深周边前房，再行激光周边虹膜切除术；但如术后周边前房无加深、房角未增宽，可再行激光虹膜成形术，加深周边前房。

9. 手术治疗

（1）周边虹膜切除术：在前房角处的虹膜周边部切除一小块虹膜组织。手术原理是：沟通前后房，解除房水在眼内流动的阻力，使后房房水直接经过虹膜缺损区进入前房；再从开放的前房角小梁网房水引流系统外流，解除了瞳孔阻滞及其伴随的周边虹膜阻塞前房角的病理状况，使前后房压力平衡，虹膜变平，房角加宽，房水流入小梁的阻力消失。

适应证：①原发性急性闭角型青光眼临床前期、前驱期和间歇缓解期。②急性发作后全部或大部分房角开放，眼底视神经乳头和视野无损害。③眼压正常或单用缩瞳剂（1% 毛果云香碱滴眼液）每日 2 ~ 3 次能够控制在 2.8 kPa（21 mmHg）以下的患眼。④未发作眼。⑤激光虹膜穿孔失败或激光孔反复被堵塞。⑥周边角膜混浊，不利于行激光周边虹膜切除术。⑦由于身体其他原因不能配合激光手术者。

（2）滤过性手术：滤过性手术常指眼外滤过性手术，即使房水通过角膜缘滤口流入结膜及 Tenon 囊下间隙，大部分被周围组织吸收，小部分透过结膜与泪膜融合，或被切口周围的血管淋巴管吸收。手术目的是建立新的房水外排途径，使眼压降至正常水平。一般房水的生成率与排出率为动态平衡才能维持正常眼压。由于房水外流发生阻力，而使眼压增高发生青光眼。为解除因房水通过小梁网到 Schlemm 管排出途中发生组织结构的变化产生阻力影响房水外流，需采用滤过性手术，如小梁切除术、深层巩膜咬切术。

适应证：①原发性闭角型青光眼及解除瞳孔阻滞后加局部用药病情不能控制者。②部分继发性青光眼。③原发性开角型青光眼，局部用药病情不能控制或青少年青光眼。④先天性青光眼，在做小梁切开术时同时作小梁切除或小梁切开术后眼压不降再作小梁切除。⑤某些特殊类型青光眼。

（3）睫状体冷凝术：是治疗难治性青光眼的一种睫状体破坏性手术之一。手术目的是通过冷冻的低温效果，间接破坏睫状上皮细胞及其血管系统，以减少房水生成，使眼压降低，缓解疼痛。因此只在视功能已全部或基本全部丧失者才能施以本术式。

适应证：①绝对期青光眼。②滤过性手术后眼压不能控制的难治性青光眼，如重症眼外伤后继发青光眼、新生血管性青光眼、葡萄膜炎晚期青光眼、视网膜玻璃体手术后继发青光眼、再无条件做其他手术的青光眼。③其他类型的青光眼，若手术易发生眼球穿孔者。

（六）预防与调护

1. 进行广泛宣传，提高人们对青光眼疾病知识的了解及认识，以便及时就诊。

2. 凡出现看灯光时有彩色的虹视圈、眼胀、视物模糊或视力减退，伴同侧头痛者，应立即到医院检查，及时诊治。

3. 本病常与情志忧郁或情志过激有关，故应力戒暴悖愤怒，要心胸开阔，恬静平和，保持精神愉快，减少诱发因素。

4. 避免在暗室内停留过久，避免阅读时间过长。

5. 禁食辛辣，勿暴饮暴食，保持大便通畅。

6. 凡一眼曾有急性发作，另眼虽无发作史，但具有浅前房和窄房角等解剖特点者，应局部点缩瞳剂或行激光虹膜切除术，预防急性发作。

（七）治疗参考

青光眼是一种伴有视盘损害和特征性视野缺损的神经病变。随着对青光眼病理机制研究的深入，尤其对青光眼性视功能丧失认识的不断深入，临床工作者已认识到青光眼视功能损害是多因素的，而非单一眼压升高因素所致。因此，青光眼的视神经保护的研究，成为青光眼领域研究的热点之一。

1. 灯盏细辛：由灯盏细辛制成的益脉康片、美尔瑞片、青光康片是一类安全、无毒副作用的中草药，治疗晚期青光眼能够有效改善患者的视野，可作为视神经保护剂应用于治疗眼压已控制的青光眼。王宁利等观察美尔瑞片对眼压控制后的青光眼具有视神经保护作用，有助于扩大 / 保持视野。认为灯盏细辛治疗眼压已控制的青光眼患者视野改善，不是通过改变血液流变学途径，而很可能是与其具有扩张血管、降低血管阻力、增加血流量、改善视盘的微循环有关。视神经轴浆流的阻滞可能与高眼压造成的 RGCS 损伤有关。灯盏细辛注射液对大鼠高眼压状态造成的 RGCS 细胞色素氧化酶活性的改变具有恢复作用。

2. 川芎嗪：川芎嗪能够抑制血小板聚集，促进血小板解聚，降低血小板活性，具有良好的抗栓效应，对微循环障碍及体内血栓等具有较好的治疗作用。宋宗明在实验研究中发现川芎嗪对慢性高眼压下视网膜节细胞和双极细胞有保护作用。

3. 银杏叶：银杏叶提取物由多种成分组成。其中的黄酮醇类物质具有抗氧化、能够抑制自由基产生、清除自由基、对抗细胞膜脂质过氧化等作用。保护细胞膜结构和内脂的完整性，对缺血再灌注、光毒作用、炎症等引起的视网膜结构和功能的损害具有保护作用。宋愈等用银杏叶片和安慰剂对 50 例慢性青光眼抗青光眼术后眼压已控制者进行治疗，应用彩色多普勒成像技术观测血流动力学的变化显示，使用银杏叶片 3 个月后，其收缩期峰值血流速度（PSV）、舒张末期血流速度（EDV）明显增加，阻力指数（RI）明显降低。

4. 一项长期研究表明，激光周边虹膜成形术对解除虹膜切开术后残留的房角关闭非常有效。周少博等对 26 只治疗眼随访平均 6 年以上，87% 一次治疗获得成功，剩余的 3 只眼分别在 5～9 年内房角关闭，经一次重复治疗后无再复发，无一只眼需要滤过性手术。

二、原发性慢性闭角型青光眼

原发性慢性闭角型青光眼是一类由目前尚不完全清楚的原因而导致房角突然或进行性关闭，周边虹膜阻塞小梁网而使房水排出受阻，眼压急剧升高或进行性升高的一类青光眼。在我国，慢性闭角型青光眼占原发性闭角型青光眼总数的 50% 以上。发病年龄较急性闭角型青光眼早，可早到 17 岁；30 岁以下发病者占 6%，30 岁以上发病者占 94%；男女比例约为 1∶1；双眼发病者占 85.2%，单眼者占 14.8%。此型的特点是发作时眼前部没有充血，自觉症状不明显，甚至在偶尔查体中发现严重视功能损害甚至失明，它是我国最常见的不可逆性致盲眼病。根据房角的形态可分为两型，即虹膜膨隆型、虹膜高褶型。

本病可归属于中医"黑风内障"范畴。

（一）病因病理

1. 西医病因病理

（1）原发性闭角型青光眼的解剖特征：眼轴较短，前房浅，角膜曲率半径小，晶状体曲率半径小，晶状体厚，晶状体相对位置靠前。当前房深度小于 2.5 mm 时，瞳孔括约肌接触的晶状体前表面的区域处于虹膜根部附着点之前，这时可增加瞳孔阻滞的发生。

（2）房角结构：房角的宽度及房角隐窝深度与闭角型青光眼的发生密切相关，闭角型青光眼患者的房角为窄而浅，特别是上方和鼻侧象限房角表现更窄、更浅。这种房角结构为这类青光眼提供了房角关闭的另一解剖基础，由于虹膜结构异常（周边虹膜肥厚、虹膜根部前移）及睫状体位置异常，使周边虹膜挤压小梁网堵塞房角，导致眼压升高。此类型即使做了虹膜周边切除，也不能防止青光眼再发作。

（3）有学者研究分析认为闭角型青光眼是眼科典型的心身疾病，患者虹膜自主神经功能不平衡，交感神经紧张性高，副交感神经紧张性低。一些研究发现，在虹膜及睫状体处还可能有前列腺素、缓激肽、血浆心钠素受体，并发现闭角型青光眼的发生可能和它们之间有一定的联系。

根据上述病因研究结果，无论哪种因素、哪种途径，最终都会影响眼前段血管，使其发生舒缩功能障碍、毛细血管扩张、睫状体水肿、房水产生增加、后房压力增加、虹膜膨隆，结果使具有窄房角特征的眼引起房角关闭，导致闭角型青光眼的发生。

2. 中医病因病机

肝肾亏虚，虚火上炎；肝郁气滞，痰湿内生，目络受阻；忧思郁怒，肝气郁结，化火生风，风火升扰。以上诸因导致气机郁闭，气郁生火，气火上逆，壅塞目中玄府，目中玄府闭塞，气血失畅，神水排出受阻，积于眼内所致。

（二）临床表现

约 2/3 以上的慢性闭角型青光眼患者有反复发作的病史。发作时表现为眼部不适、视矇及虹视，伴有头痛或头昏。冬季较夏季多见。常因情绪紧张、疲劳、阅读时间过久、看电影、失眠等诱因发作。有些妇女在月经期前后或月经期有规律性的发病。所有患者认为经过充分休息和睡眠后可使自觉症状消失，眼压恢复正常。但是晚期患者症状不能完全缓解。随疾病的发展则发作间隔时间越来越短，发作时间越来越长。约 1/3 以下的患者无任何自觉症状，偶尔发现患眼已失明或视力严重障碍，易误诊为原发性开角型青光眼。

1. 症状

（1）虹膜膨隆型：此型患者常有小发作，发作时症状轻微，仅有轻度眼胀、视力稍模糊及头痛，但常有虹视。早期患者的发作持续时间短而间隔时间较长，随病情发展，间隔时间逐渐缩短。

（2）虹膜高褶型或房角缩短型：此型较少见，约占闭角型青光眼的 6%。患者多无自觉症状，有时有虹视，偶尔可有充血性发作。

2. 体征

（1）眼前节：发作时球结膜无充血，角膜透明或上皮性轻微水肿，周边前房极浅，前房轴深基本正常，虹膜稍有膨隆，瞳孔正常或轻度散大，对光反应存在或略迟钝。

（2）眼底：早期视盘完全正常，到了发展期或者晚期，出现程度不等的视盘病理性凹陷及视神经萎缩。

（3）眼压：眼压升高是发作性的。早期的慢性闭角型青光眼患者，在两次发作之间，眼压是正常的，24 h 眼压差也在正常范围内。但随病情发展，由于反复发作后，房角逐渐发生粘连，前房角的持续闭塞，使基础眼压逐渐升高，房水流畅系数下降，在间歇期眼压也不能恢复至正常水平，眼压一般在 5.3 ~ 6.7 kPa（40 ~ 50 mmHg）。

（4）前房角：眼压升高时，房角表现为多个象限内不同程度的关闭，关闭区和开放区分界清楚。另外，有部分慢性闭角型青光眼，房角开放区和关闭区之间呈逐渐过渡性分界。这种房角形态的慢性闭角型青光眼多表现为无任何症状。

（5）超声生物显微镜（UBM）显示：周边虹膜肥厚，睫状体位置偏前。视野检查：慢性闭角型青光眼早期如果未能得到及时有效的治疗，眼压持续性增高、房角粘连性关闭，会出现视乳头萎缩及视杯扩大、视神经纤维丢失，还可出现相应的视野损害。

3. 并发症和后遗症

慢性闭角型青光眼，如果失去早期治疗的机会，可造成严重的视功能损害、房角粘连性关闭、视神经萎缩等。

（三）实验室及其他检查

本病无须特殊实验室检查，激发试验如下述。

（1）暗室试验：其优点是比较安全，不需特殊设备，方法简单易行。试验前需停用各种抗青光眼药 48 h，让被检查者在绝对暗室内呆 1 ~ 2 h，保持清醒状态。试验后在暗光（或红光）下迅速测量眼压，眼压升高 1.1 kPa（8 mmHg）者为阳性。

（2）俯卧试验：试验方法是嘱患者面向下卧于床上，前额靠在手背或稳固的枕头上，在清醒状态下闭眼俯卧 1 h，俯卧后若眼压上升 1.1 kPa（8 mmHg）则为阳性。

（3）暗室超声生物显微镜房角镜检查：此项激发试验和暗室试验相同，但不同之处为此技术可对自然状态下的房角及周边虹膜、睫状体的变化进行实时观察记录，采用这一技术进行暗室试验可使诊断的特异性提高到 100%，敏感性提高到 68.2%。

（四）诊断与鉴别诊断

1. 诊断要点

（1）患者眼部具备以下特征：眼轴较短，前房浅，角膜曲率半径小，晶状体曲率半径小，晶状体厚，晶状体相对位置靠前，远视眼。

（2）反复发作出现虹视、眼痛、头痛、恶心症状或无自觉症状。

（3）眼压升高。

（4）房角窄，高眼压状态下房角关闭。

（5）进展期至晚期可见视盘病理性凹陷及视野损害。

（6）眼前节无急性高眼压造成的缺血性损害体征。

2. 鉴别诊断

（1）急性闭角型青光眼伴瞳孔阻滞：前房中轴深度浅，整个虹膜膨隆；而本病前房周边极浅，前房轴深基本正常，虹膜稍有膨隆。

（2）窄角性开角型青光眼：高眼压下房角的检查是至关重要的，如果在高眼压时检查房角是关闭的则可诊断为慢性闭角型青光眼；如果高眼压时房角虽然窄，但完全开放则为开角型青光眼。

（3）恶性青光眼 / 房水流向异常综合征：白内障或青光眼术后整个前房极浅，伴眼压升高。

（五）治疗

1. 西医治疗

（1）慢性闭角型青光眼，应早期手术治疗，可行虹膜周边切除术或 Nd ∶ YAG 激光虹膜打孔术。手术方式的选择与急性闭角型青光眼相同。

（2）激光虹膜周边切除术一周后，如虹膜周切口通畅，应用托吡卡胺散瞳后眼压升高，则可确诊为高褶虹膜综合征。对此型患者应做虹膜周边切除术，大多数可以治愈，少数术后仍有发作者，可长期应用 0.5% ~ 1% 毛果芸香碱滴眼液，每天 3 ~ 4 次。应慎用散瞳剂，必要时，可用肾上腺素类药物而不用睫状肌麻痹剂。

（3）对侧眼的治疗应行虹膜周边切除术或 Nd ∶ YAG 激光虹膜打孔术。

（4）对进展期及晚期慢性闭角型青光眼房角关闭，用药后眼压不能控制、视功能进行性损害时，应尽早施行青光眼滤过性手术。

2. 中医辨证论治

（1）肝肾阴虚，虚火上炎。

证候：白睛不红或抱轮隐隐带红，黑睛无异常，瞳神略大或正常，瞳神内气色微显昏黑，目珠略增硬；兼见颧红口苦，五心烦热，失眠盗汗。舌红、少苔，脉弦细。

治法：滋阴降火。

方药：用知柏地黄丸或补肾丸加减。

（2）肝郁气滞。

证候：头眩目痛，抱轮微红，黑睛微昏似雾状所罩，瞳神略散大，气色偏黑，兼见烦躁易怒，胸肋胀满。舌红、苔薄，脉弦。

治法：疏肝解郁，熄风通络。

方药：丹栀逍遥散。

（3）痰湿阻络。

证候：头眩目痛，抱轮微红，黑睛微昏似雾状，瞳神略散大，气色偏黑，兼见胸闷泛恶。舌苔厚腻，脉濡滑。

治法：涤痰解郁。

方药：柴胡疏肝散合温胆汤加减。

3. 针刺治疗

主穴：风池、完骨、天柱、上精明、精明、承泣、球后；配穴：太阳、头维、合谷、四白、百会、上星。

方法：每次选主穴 2 ~ 3 个，配穴 3 ~ 4 个，交替应用。每日 1 ~ 2 次，留针 30 ~ 40 min。

（六）预防与调护

原发性慢性闭角型青光眼的发病与某些环境因素和身心因素导致敏感人群房角急性关闭，进而导致眼压升高有关，基本病因与房角状态相关。因此，预防的关键在于：①避免情志过激及情志抑郁，保持心情舒畅。②避免情绪紧张、过度疲劳、长时间阅读，或近距离工作、看电影以及失眠等诱发因素。

（七）治疗参考

1. 近 2～3 年来 SLT 激光用于开角型青光眼，可改善眼压 0.7～0.9 kPa（5～7 mmHg），加用局部降眼压药使适应证范围扩大，部分病例免除手术之忧，部分不再用局部降眼压药。联合激光治疗对慢性闭角型青光眼在眼压是适应证的范围内有降眼压作用，对于高龄患者而又拒绝手术的患者而言又多了一条治疗途径。在激光设备完善的医疗单位，联合激光周边虹膜切除，增加一次虹膜透切的成功率，并能使其切孔维持足够大，远期不易闭合。周边虹膜成形增宽房角，使 SLT 有可能操作。因慢性闭角型青光眼患者的小梁有不同程度损害，SLT 激光选择性的击射小梁网的色素细胞，作用于小梁网细胞内靶生色团，没有直接破坏小梁组织，使小梁组织中巨噬细胞增多参与清除小梁带残留代谢物质，刺激健康小梁形成，使慢性闭角型青光眼过程中损伤的小梁组织得以一定程度的修复，达到降低眼内压的作用。由于 SLT 降低眼内压幅度有限，因而要根据眼压、房角开放程度选择适应证。

2. 韩霞等观察白内障的疗效以及术后房角形态的改变。观察 36 例，对其手术前后的视力、眼压、视野、中央前房深度、房角形态进行对照 3～7 个月。结果：术后视力较术前明显提高，中央前房深度均加深，眼压明显降低；术后 3 个月房角镜和 UBM 检查未发现房角再次粘连，术后 6 个月复查视野无缩小。结论：白内障超声乳化房角分离术可有效治疗合并白内障的慢性闭角型青光眼。

三、原发性开角型青光眼

原发性开角型青光眼是一种慢性进行性前部视神经病变，伴有典型的视神经凹陷、萎缩及视野缺损。眼压升高时房角是开放的，大多为宽角，少数为窄角，但并不是所有患者眼压均高于"正常"。眼压升高是主要的危险因素，但并非是原发性开角型青光眼所有损害的原因，本病可能并非是一种孤立的眼病，存在有共同的导致视网膜神经节细胞和视神经的损害病理因素。

原发性开角型青光眼发病隐蔽，病情进展极为缓慢，常无自觉症状，故不易早期发现，多为常规眼部检查或健康普查时被发现。本病具有遗传因素，随年龄增长发病率增高，老年人和中年人多见，但也可发生于年轻人。欧美的多数研究中，40 岁以上人群患病率为 0.5%～1.0%。在美国，原发性开角型青光眼占青光眼患者的 60%～70%。调查发现，原发性开角型青光眼的患病率为 0.11%，原发性闭角型青光眼的患病率为 0.41%，与原发性开角型青光眼患病率之比为 3.7：1。两性间的患病率无明显差异，但有报道男性多于女性，为双眼发病。本病归属于中医之"青风内障"范畴。

（一）病因病理

1. 西医病因病理

原发性开角型青光眼眼压升高是由于房水排出通道的病变，使房水排出阻力增加所致，阻力主要位于小梁网的内皮网。近年来的研究，倾向于小梁细胞的形态和功能异常，使房水排出阻力增加而导致眼压升高。有人认为血管神经和大脑中枢对眼压的调节失调也可使房水排出阻力增加。

病理检查可见小梁变性、硬化和内皮细胞增生、Schlemm 管和外集液管阻塞。电镜检查发现，小梁的基底膜增厚并有玻璃样变性，使小梁板变厚达正常人的两倍，因而使小梁孔变小。有学者发现小梁细胞外基质，如黏多糖、胶原蛋白、弹性蛋白、非胶原糖蛋白等的成分及含量的改变使小梁网网眼狭窄和塌陷；小梁细胞内的细胞骨架，如微丝、微管、中等纤维等的含量和成分异常，使小梁细胞的收缩性下降，小梁细胞间网眼变小，而使房水流出受阻从而导致眼压升高。

2. 中医病因病机

本病多因忧思恼怒，肝气郁结，气郁化火生风，风火上灼于目；脾虚运化失司，津液内聚，湿从内生，聚湿生痰，痰郁化火，痰火相结，上炎于目；劳瞻竭视，真阴暗耗，致肝肾亏虚，虚火上炎于目；先天禀赋不足，命门火衰，不能温运脾阳，水谷不化精微，生湿生痰，痰湿流窜目中脉络，阻滞目中玄府。

以上诸因，皆可导致气血失和，脉络不利，目内气机失畅，玄府郁闭，神水运行不畅而滞留于目酿成本病。

（二）临床表现

1. 症状

原发性开角型青光眼为双眼患病，发病隐蔽，进展极为缓慢，故不易被察觉，多数患者不是通过主诉发现的。早期常无任何症状，当病变进展到一定程度时，可有轻度眼胀、视力疲劳和头痛。中心视力一般不受影响，晚期双眼视野严重受损呈管型，则出现行动不便和夜盲等症状。有些晚期患者有虹视或视物模糊，最后视力完全丧失。

2. 体征

（1）眼前节：发病早期球结膜无充血，角膜透明，前房深度正常。晚期角膜上皮可轻微水肿，瞳孔稍开大，对光反应迟钝，虹膜纹理疏松，晶状体混浊。

（2）眼压升高：测量眼压是检查青光眼简单而重要方法之一。眼压正常范围为 1.3 ～ 2.8 kPa（10 ～ 21 mmHg）。开角型青光眼的眼压波动幅度大，眼压水平升高，多数患者眼压在 2.9 ～ 5.3 kPa（22 ～ 40 mmHg）之间，有些病例可明显高于此值。正常眼压在一日内有波动，因此，不能仅凭几次眼压测量来确定患者的眼压状况，应做眼压日曲线检查，即测量 24 h 眼压情况。中华眼科学会青光眼学组暂定测量时间为：上午 5、7、10 时，下午 2、6、10 时。眼压日差小于 0.7 kPa（5 mmHg）为正常，大于 1.1 kPa（8 mmHg）者或双眼眼压差大于 0.7 kPa（5 mmHg）时为病理性。

（3）房水流畅系数（C 值）降低：开角型青光眼房水流畅系数下降，可作为参考。

（4）房角镜检查：原发性开角型青光眼在高眼压下前房角是开放的。高龄者，因晶状体增厚，也可出现浅前房和窄房角，但在高眼压下房角镜检查，前房角是开放的且无房角粘连和闭合。

（5）眼底检查：视盘的青光眼性凹陷萎缩是诊断本病的可靠体征之一。视网膜神经纤维层萎缩可直接反映青光眼所致轴索的丢失，可发生于视野缺损以前。原发性开角型青光眼，早期视盘可无明显变化。如果视盘凹陷扩大，垂直径大于水平径，杯盘比大于 0.6（非特异性指标），两眼杯盘比相差大于 0.2，盘沿宽窄不均，或有切迹，盘缘神经纤维层线状出血，神经纤维层缺损，均应考虑为青光眼性损害。青光眼晚期视盘颜色苍白，凹陷大而深，边缘呈悬垂状，盘沿几乎消失，视网膜血管移向鼻侧，并由凹陷边缘呈屈膝状爬出。

（6）典型视野缺损：早期视野缺损主要表现有孤立的旁中心暗点，鼻侧阶梯状暗点（不超过水平子午线）或与生理盲点相连的弓形暗点。随着病情的发展，出现环形暗点、鼻侧视野缺损及向心性视野缺损，晚期为典型的管状视野或只有颞侧岛状视野。

（7）荧光血管造影：原发性开角型青光眼患者眼部荧光血管造影显示视盘普遍性弱荧光。在视盘的上下极近边缘处可有限局性、绝对性充盈缺损，常与视野缺损的部位和严重程度相一致。

（8）视觉电生理检查：视觉电生理检查也应用于青光眼视功能的检测，由于青光眼是一种损害视网膜神经节细胞及视神经的疾病，所以主要是视觉诱发电位检查，尤其是图形视觉诱发电位，其典型青光眼性改变为潜伏期延长和振幅降低。

（9）其他检查：用于青光眼视功能损害评价的主观视功能检查方法。除视野外，尚有色觉分辨力和对比敏感度。青光眼早期可选择性损害蓝 - 黄视觉，这些改变可发生在视野缺损以前，色觉障碍与视野缺损程度相关。青光眼患者的对比敏感度也有改变，早期表现为高频部色觉障碍，与视野缺损程度相关。早期表现为高频部分的空间对比敏感度下降，部分为低频空间对比敏感度下降，晚期为全频率下降。

3. 并发症和后遗症

视盘损害和视网膜神经纤维萎缩是本病最严重的后果，与其预后直接相关。

（三）实验室及其他检查

需要时做遗传学及基因学检查。

（四）诊断与鉴别诊断

1. 诊断要点

原发性开角型青光眼的诊断标准采用全国青光眼学组提出的标准。

（1）眼压 > 2.8 kPa（21 mmHg）。

（2）前房角开放。

（3）青光眼性视盘损害和／或视网膜神经纤维层缺损。

（4）青光眼性视野缺损。

具有以上 4 项或具有（1）（4）项与（2）或（3）项者才能诊断为原发性开角型青光眼，激发试验阳性不作为诊断依据。

2. 鉴别诊断

（1）青光眼睫状体炎综合征：临床特点为眼压升高，伴有轻度睫状体炎症。多见于青年或中年患者，角膜上皮有轻度水肿，后壁有大小不等的灰白色沉着物。眼压升高时房角仍开放。预后较好，一般数天到 2 周内眼压可自然恢复正常，角膜后壁的灰白色沉着物消失，但易复发。

（2）高眼压症：临床特点为无症状性持续性眼压升高，一般大于 2.9 kPa（22 mmHg），房角镜检查见前房角结构正常，无视乳头改变及视野缺损，神经纤维层正常。

（3）视神经周围脉络膜萎缩环：视野缺损保持稳定或与眼压无关的进展，视盘很少出现杯状凹陷，检查时常发现脉络膜萎缩环。

（4）生理性大视杯：C/D 大，上方或下方盘沿宽度比颞侧或鼻侧宽，无盘沿切迹，无视野缺损，眼压正常。

（五）治疗

原发性开角型青光眼治疗的目的是控制疾病的发展或延缓其进展，尽可能降低眼压，阻止或延缓视神经损害，使患者在存活期能保持好的视功能；如果视神经损害已经很严重，降低眼压幅度应更大。降低眼压应达到目标眼压，约为引起青光眼性损害临界眼压的 30% 以下。因为患者的视神经对压力的耐受力不同，因而不可能规定一种眼压水平可保持病情稳定。一般认为，眼压越高，可能发生进行性损害的危险越大，因此应加强治疗，进一步降低眼压。目标眼压还取决于疾病的严重程度和进展速度。

原发性开角型青光眼的治疗方法有：药物治疗、手术治疗、中医辨证治疗，对于多数患者，药物治疗是一线治疗方法。如果青光眼视功能损害程度严重且速度快，药物不能控制眼压时，应选择手术治疗。

1. 全身治疗

（1）西医治疗：全身性碳酸酐酶抑制剂：甲酰唑胺 25 ～ 50 mg，每日 2 ～ 3 次，口服；乙酰唑胺 125 ～ 250 mg，每日 2 ～ 4 次，或 500 mg，每日 2 次。此药不良反应有抑郁、嗜睡，以及其他精神症状、疲劳、恶心、感觉异常、性欲低下、肾结石、电解质紊乱。血液系统不良反应有再生障碍性贫血，少见，但很严重。因现在已有多种新的抗青光眼局部药物可选择，故已不长期应用全身碳酸酐酶抑制剂作为开角型青光眼的治疗。

（2）中医辨证治疗：包括如下内容。

①气郁化火：a. 证候：情志不舒，头目胀痛，烦躁易怒，胸肋满闷，食少神疲，心烦口苦。舌红、苔黄，脉弦而数。b. 治法：清热疏肝。c. 方药：丹栀逍遥散加减。

②肝肾亏虚：a. 证候：病久瞳神渐散，视物不清，视物范围明显缩窄，目珠胀硬，视盘苍白，可伴有精神倦怠，头晕耳鸣，腰酸软，舌淡苔薄，脉沉细无力；或面色㿠白，手足不温，少气乏力。舌淡、苔白，脉沉细。b. 治法：补益肝肾。c. 方药：肾气丸或杞菊地黄丸加减。肝肾不足、肾阳偏虚者，可用肾气丸；肝肾不足、偏阴虚者，可用杞菊地黄丸。

③痰火上扰：a. 证候：头晕目痛，心烦少寐，胸闷恶心，食少痰多，口苦。舌红苔黄腻，脉弦滑或滑数。b. 治法：清热化痰，和胃降逆。c. 方药：温胆汤加减。头晕甚者，加天麻；目痛明显，加夏枯草、蔓荆子。

（3）中成药及验方：五苓散，用于痰火上扰证，口服，每次 6 ～ 9 g，每日 2 次。

（4）针刺治疗：①主穴：睛明、承泣、鱼腰、风池；配穴：太阳、百会、四白、合谷。②主穴：上睛明、球后、瞳子髎、完骨；配穴：太阳、外关、肝俞、肾俞。③主穴：下睛明、四白、丝竹空、天柱；配穴：太阳、臂臑、足三里、三阴交。

以上各组交替轮流应用，或根据辨证选用配穴，每日 1 ～ 2 次，留针 30 min，30 次为一疗程，根据病情坚持治疗 3 ～ 5 疗程。

2. 局部治疗

（1）β-肾上腺素能受体阻滞剂：0.25%～0.5%左布诺洛尔（贝他根）或噻吗洛尔滴眼液，每日2次；1%～2%卡替洛尔（美开朗），每日2次。此药不影响瞳孔及调节，降低眼压的作用可维持12～24h，降低眼压的机制是减少房水的生成。因可产生心动过缓、血压下降、晕厥、支气管痉挛、哮喘血管收缩等不良反应，故有如下疾病的患者要慎用或禁用，如慢性阻塞性肺病、心脏传导阻滞、充血性心力衰竭、哮喘等。0.25%～0.5%贝他洛尔（贝特舒），每日2次，此药为选择性β-阻滞剂，选择性阻断β1-受体而不阻断β2-受体，故减少发生支气管痉挛的危险，不影响血管调节，很少导致肺部并发症，但对心率仍有影响，用药前后要监测心率。

（2）肾上腺素能神经药物：此类药物的优点是每日只需1～2次，对调节没有明显影响，但可产生局部过敏反应，特别是在无晶状体眼或假晶状体眼易引起黄斑病变，其发生率约为20%，但停药后可自愈。具体包括：①0.2%酒石酸溴莫尼定（brimonidine，Alphagan，阿法根）：为β1-肾上腺素能受体兴奋剂，具有高度β-受体选择性，降眼压机制是减少房水生成及增加巩膜-葡萄膜外流。临床应用0.2%阿法根，每日2～3次，降低眼压效果与噻吗心安相似，优于贝他舒，无心肺不良反应。有视神经保护作用，可作为一线药物。②前列腺素类药物：0.005%适利达，为新一类抗青光眼药物，是青光眼药物治疗的又一重大进展。其降低眼压机制是增加巩膜—葡萄膜外流，而不影响房水生成，对眼前节组织营养有益。优点：具有显著的降低眼压作用，可持续至少24h，每晚1次可持续恒定降低眼压，为最有效的局部用药，无全身不良反应，可作为一线用药。局部不良反应：结膜充血、虹膜黑色素增加、刺痛、睫毛变粗变长和黄斑囊样水肿。③肾上腺素类药物：0.1%地匹福林（dipivefrin），每日2次，或0.5%～2%盐酸肾上腺素，每日2次。其降低眼压机制是增加房水排出。此药降压程度轻，很少有全身不良反应，局部不良反应有眼红，无晶状体眼患者可导致黄斑囊样水肿。④局部碳酸酐酶抑制剂：2%多佐胺（dorzolamide）或1%brinzolamide，每日3次，如与β-受体阻滞剂联合应用有协同作用，可每日2次。如哮喘、心脏病等不能耐受β-阻滞剂者用此药安全。不影响瞳孔大小。常见不良反应有烧灼感、干涩和局部过敏。长期应用不伴全身应用碳酸酐酶抑制剂的不良反应。⑤缩瞳剂：1%～2%毛果芸香碱，每日4次。一般从低浓度1%开始，根据眼压需要升到高浓度。此药的降眼压效果好，局部和全身不良反应小，其缺点为作用时间短，用药次数多，年轻人可引起波动性睫状肌痉挛和近视，老年人患白内障者可因瞳孔缩小而视力下降。⑥激光治疗：氩激光小梁成形术（argon laser trabeculoplasty）可作为开角型青光眼在进行滤过手术以前的治疗方法，这种治疗可使70%～80%的患者眼压下降，但其降低眼压幅度较小，且效果不持久，每年有5%～10%的患者眼压还会升高。

3. 手术治疗

对原发性开角型青光眼，当药物治疗或氩激光小梁成形术不能将眼压控制到理想水平时，则应积极采用手术治疗。多数研究结果表明，小梁切除术比药物治疗及氩激光小梁成形术眼压控制成功率高，早期手术者很少发生视野损害的进展。

（1）小梁切除术：是一种滤过性手术，与全层滤过手术的区别是在小梁切除的外面有一板层巩膜瓣覆盖，从而使房水外流时增加一定阻力，使术后并发症，如低眼压浅前房或无前房、眼内炎、滤过泡炎症等发生率大为减少。

（2）非穿透性小梁手术：是一种非穿透滤过手术，通过一自然的薄膜小梁狄氏膜作为滤过层，术中在使房水通畅外渗的同时有一些阻力使眼压逐步降低，也保持了眼球的完整性，避免或减少术后并发症的发生，不易发生白内障。本手术的目的就是针对有病理改变的小梁网，因为开角型青光眼的房水外流阻力在于Schlemm管内壁和近管组织小梁网，且此手术并发症少。

适应证：①开角型青光眼。②高度近视青光眼，因本手术是逐步缓慢降低术中的眼压，对此类患者更为安全。③色素性青光眼，本病病因是色素影响房水外流，本手术可重新建立小梁网滤过机制。④葡萄膜炎继发青光眼，如炎症控制、持续高眼压、无广泛虹膜前粘连者。⑤窄角青光眼，如有白内障，做联合手术时可选择本手术。

（六）预防与调护

1. 对有眼胀、头痛、不明原因的视力下降及视力疲劳的患者，应进行各项必要的排除青光眼的检查。

2. 对可疑者应长期观察，定期随访检查眼压、眼底、视野变化，预防的关键在于早期诊断，及时治疗。

3. 对开角型青光眼伴有高血压的患者，血压不宜降得过低。否则，使睫状动脉灌注压降低，视功能在短期内迅速恶化。

4. 调情志，避风寒，防止便秘、暴饮暴食，有助于减轻症状，缓解病情。

（七）治疗参考

1. 庞有慧等为了观察葛根、三七、银杏叶三种中药制剂对青光眼视神经的保护作用，将60例110只青光眼视神经萎缩患者，单盲随机分为4组，4组分别给予葛根注射液、银杏叶注射液、三七注射液和脑组织蛋白水解物。在视力、视野、视觉诱发电位方面进行治疗前后的比较及各种药物的比较。结果：治疗后，4组视力恢复有效率分别为64.00%、55.56%、65.52%、27.59%；四组视野平均光敏度均有所增加，各组视野平均缺损率亦有所减少，但 $P > 0.05$，无统计学意义。中药制剂治疗后在视野平均光敏度及 P-VEP 的 P100 波组间对比有统计学意义（$P < 0.05$）。结论：葛根、三七、银杏叶三种中药注射制剂能改善视网膜微循环，减轻视网膜超微结构损伤，对青光眼视神经萎缩有较好的治疗作用。各组药物可以稳定患者视力，改善视野，增强视神经电活动。病程与疗效有关系，发病早期治疗，疗效好。

2. 张殷建等用中医药辨证论治对原发性开角型青光眼进行干预治疗。方法：两组均外用0.5%噻吗心胺滴眼液，每日2次，每周测一次眼压，如眼压高于4.0 kPa（30 mmHg），则加服乙酰唑胺125～250 mg，每日1～2次。对照组口服维生素 B_1，每日3次，每次50 mg。将治疗组分为气郁化火、痰火升扰、肝肾阴虚三型，采用辨证加减的方法，内服中药汤剂3个疗程（4周为一疗程）。结果：辨证论治组较单纯西药组治疗具有更好的疗效，无论是局部、全身症状，还是眼压、视功能等指标的改善，通过与单纯西药组对照观察，经统计学处理，均显示具有显著差异。

3. 苏航等观察了夏枯草膏治疗原发性开角型青光眼的临床疗效。方法：选择符合纳入标准的原发性开角型青光眼患者共30例（60只眼），比较患者服用夏枯草膏前后的视力、眼压、视野及临床症状。结果：服用夏枯草膏前后患者的视力差异没有显著性（$P > 0.05$）；眼压及视野平均光敏感度（MS）和平均缺损（MD）的改变差异有显著性（$P < 0.05$）；多数患者的临床症状有明显改善。结论：夏枯草膏对于治疗原发性开角型青光眼有一定的临床疗效，作用机制有待进一步研究。

第二节　继发性青光眼

继发性青光眼是因某些眼病和全身病破坏或干扰了房水生成、正常循环及房水排出受阻而引起眼压升高所致的青光眼。发病占全部青光眼的20%～40%，多为单眼发病，因原发眼病的不同，临床表现亦不同，应根据原发眼病进行治疗，同时用药物控制眼压，必要时进行手术治疗，以积极保护视功能。本节重点介绍几种常见的继发性青光眼。

一、糖皮质激素性青光眼

糖皮质激素性青光眼（glucocorticoid induced glaucoma，GIG）是由于全身或眼局部使用糖皮质激素而引起的一种开角型青光眼。近年来有逐步增多的趋势，在临床上，不断发现因使用糖皮质激素而发生青光眼的患者，常见的用药途径有眼局部表面给药和眼周组织内给药，如球后、球旁、球结膜下及玻璃体腔内注射。局部用药较全身用药引起眼压升高多见。地塞米松、倍他米松、强的松龙、曲安奈德局部用药较易引起眼压升高，而氟甲松龙、可的松较少发生。四氢氟羟泼尼松龙和羟甲基黄体酮不引起眼压升高。

糖皮质激素引起的眼压升高是可逆的，停药后可恢复正常，约20% 可发生青光眼性视野改变，停药后可消失；若被忽视则易发展为开角型青光眼，导致永久性的视盘和视野损害。其临床表现与开角型青光眼相似，但有自愈倾向。本病类似于中医的"青风内障"等病证。

（一）病因病理

1. 西医病因病理

本病病因主要为医源性滥用糖皮质激素，多与眼局部应用皮质类固醇制剂有关，也可见于全身用药者。患者全身或眼局部使用糖皮质激素后没有随诊监测眼压及眼底的变化等。

糖皮质激素性青光眼的病理改变及发病机制：有学者通过电子显微镜观察，发现小梁网的板层增厚，小梁细胞之间的间隙窄，小梁细胞明显减少，细胞的功能不活跃，细胞外间隙有纤维物质堆积。小梁细胞存在高浓度的特异性皮质类固醇受体，导致小梁细胞功能和细胞外基质的病理改变，使小梁细胞吞噬、清除房水中的碎屑功能障碍，造成房水中的碎屑沉积于小梁网，使房水流出道被阻塞引起眼内压升高而发生青光眼。糖皮质激素性青光眼的发病机制还有遗传学说，推测人类可能存在（常染色体）显性遗传的激素敏感基因，对 CG 的眼压反应是由遗传基因决定的。还有葡胺多糖（GAG）学说，GAG 可堆积于角膜组织，阻碍房水的流出，导致眼内压升高。

糖皮质激素性青光眼易感人群有高度近视、糖尿病、原发性开角型青光眼、类风湿性关节炎患者。

2. 中医病因病机

本病中医认为属风轮范畴，病在肝经，主要因风痰忧郁愤怒，致肝气郁结，经脉不利，肝郁化火生风，风火上扰于目；或因风痰之人，内蕴肝火，致风、火、痰相结，上攻于目；或因劳瞻竭视，致肝肾阴虚。以上诸因导致气血不和，目内气机失畅，神水积滞而发为本病。

（二）临床表现

糖皮质激素性青光眼大多具有类似原发性开角型青光眼的临床表现，包括高眼压、青光眼杯、视网膜神经纤维层缺损和视野缺损。多数易感者常在眼表面滴用皮质类固醇后 2 ～ 6 周内表现出眼压升高，也可发生在数年内，大部分患者的眼压是逐步上升的，其发生时间及程度与所用糖皮质激素药物的时间长短以及药物的种类与剂型等相关，还与个体反应、存在的其他眼病和全身性疾病有关。临床上多见于春季卡他性结膜炎和近视眼手术（RK、PRK、LASK 等）后的皮质类固醇治疗。引发潜在眼压升高最常见的糖皮质激素是倍他米松、地塞米松和泼尼松龙，而氟甲松龙、甲羟孕酮则很少引起眼压升高。

1. 症状

一般无自觉症状。

2. 体征

（1）眼压升高，一般在局部应用激素 2 ～ 4 周后出现，也见于其他方式长期大量使用激素者，如鼻吸入、球结膜下注射、外用皮肤药膏等。

（2）停止使用皮质激素后眼压会降到用激素前的水平，但如眼压仍持续升高，可能因房水排出通道受损所致。

（3）眼底视盘凹陷增大，青光眼杯。

（4）视野缺损。

（5）前房角为开角。

3. 并发症和后遗症

长期使用糖皮质激素可出现以下眼部并发症：眼睑皮肤萎缩、上睑下垂、瞳孔散大、后囊下型白内障、眼部感染、伤口愈合迟缓、角膜溃疡。其中后囊下型白内障为最常见。

（三）实验室及其他检查

1. 眼压测量：眼压呈较慢上升趋势，与用激素时间长短和用量相关。

2. 房角镜检查：房角为开角。还要注意有无前房角新生血管及 Schlemm 管充血、房角色素、虹膜周边前粘连等。

3. 全自动视野检查。

4. 立体视盘照相。

（四）诊断与鉴别诊断

1. 诊断要点

（1）有明确的长期眼局部或全身使用糖皮质激素药物史，尤其是局部应用者。

（2）存在糖皮质激素性青光眼的高危因素。

（3）眼压升高，停用糖皮质激素后数天至数周眼压逐渐恢复正常。

（4）有特征性晶状体后囊下混浊。

（5）典型的青光眼视功能损害，其损害程度与使用糖皮质激素药物病史基本一致。

（6）无其他继发性青光眼的证据，如葡萄膜炎继发青光眼、房角后退性青光眼、色素性青光眼。

2. 分型

临床上有多种分类方法，现一般采用以下分类方案。

Ⅰ型：①眼局部用药 > 3 个月。②具有类似原发性开角型青光眼的临床表现。③视神经损害程度和用药时间基本相称。④可伴有或不伴有后囊下型白内障。⑤停药后眼压可恢复正常。

Ⅱ型：同Ⅰ型，停药后眼压下降但不能恢复到正常水平，大多数伴有后囊下型白内障。

Ⅲ型：用药持续时间和视功能损害不相称，即用药时间短，视功能损害重。

双眼同时用药，同样用药时间及剂量的情况下，双眼视功能损害明显不对称；停药后眼压不下降，甚至进行性升高。

采用此种分类在Ⅰ、Ⅱ型中基本上排除了原发性开角型青光眼，仅在Ⅲ型的病例中部分病例可能合并原发性开角型青光眼。此种分类对指导糖皮质激素青光眼的治疗具有意义。

3. 鉴别诊断

除了在上述诊断分型中提到的和原发性开角型青光眼的鉴别要点外，应和以下情况做出鉴别。

（1）炎症性开角型青光眼：由于炎症也可导致眼压升高，又需用糖皮质激素治疗，糖皮质激素可通过抑制炎症使房水生成增多及通过诱发青光眼的途径导致眼压升高，易与本病混淆。在使用激素治疗后炎症反应消失，但眼压仍高，则提示为糖皮质激素性青光眼。

（2）外伤性房角后退、剥脱综合征、色素播散综合征：都有发生青光眼的可能，同时也都有对糖皮质激素高敏感性的可能，如果上述病例眼压升高应首先排除有无使用糖皮质激素，如果有用药史应停药观察眼压再做出诊断。

（五）治疗

最重要的是早期诊断并及时处理糖皮质激素性青光眼。任何采用糖皮质激素治疗的患者，均需定期测量眼压，关键在于预防。如若发现眼压升高，应改用非甾体类抗炎药物，尽量用较少引起眼压升高的激素类药物，或改用对眼压影响较小的类固醇激素如 0.05% 氟米龙（fluorometholone，FML）、1% 甲羟松（Medrysone），停用长效作用的类固醇皮质激素，如地塞米松或泼尼松龙眼水。

1. 西医治疗

（1）停用糖皮质激素或减少应用次数（激素不能突然中断，而应逐渐减量），多数病例眼压会逐渐下降，如小梁功能正常，则可完全恢复。如小梁功能部分损害，则需加用降眼压药物治疗，部分患者可经长期的药物治疗逐步恢复小梁的房水引流功能。

（2）减少糖皮质激素的浓度或剂量。

（3）抗青光眼药物治疗包括：①高渗剂，20% 甘露醇 250 mL，静脉点滴，30 min 内滴完，但心、肾功能不全者慎用；或口服 50% 甘油盐水 120 mL，糖尿病者禁用。②碳酸酐酶抑制剂，如甲酰唑胺，25 ~ 50 mg，每日 2 ~ 3 次；或乙酰唑胺 250 mg，每日 3 次。

（4）局部治疗包括：①选用对眼压影响较小的糖皮质激素滴眼液，如氟甲松龙、甲羧孕酮。②应用非甾体类抗炎药，如双氯芬酸钠滴眼液。③局部降眼压滴眼液，如布林唑胺（派立明）滴眼液，每日 2 次，点眼；或 0.3% 美替洛尔滴眼液，每日 1 次，点眼。

2. 中医辨证论治

（1）肝气郁结。

证候：眼压升高多与情绪波动有关，兼见情志抑郁、急躁易怒、头眩而痛、胸闷纳少，口苦。舌红、苔薄白，脉弦。

治法：疏肝解郁，活血散结。

方药：丹栀逍遥散加减。肝郁兼有热者加丹皮、炒栀子；眼压明显高者加羚羊角粉（冲服）、夏枯草、石决明、郁金，平肝解郁降压。

（2）肝肾阴虚。

证候：多于劳瞻竭视而发病，或患病日久，而兼有头晕目眩，健忘失眠，耳鸣如蝉，口干咽燥，腰膝酸软，五心烦热。舌红、少苔，脉弦细。

治法：滋养肝肾，平息肝风。

方药：杞菊地黄丸加减。

（3）痰火上扰。

证候：头晕目眩，口苦恶心，烦躁少寐，胸胁痞满。舌苔黄腻，脉弦而滑。

治法：清泻痰火，熄风通络。

方药：羚羊角散加减。

3. 针刺治疗

（1）取大敦、行间穴，此2穴为肝经起始穴，每日1次，10次为1个疗程。

（2）取攒竹、太阳、风池、合谷、行间、三阴交穴，每日1次，10次为1个疗程。采用平补平泻手法。

4. 中成药及验方

逍遥丸，每次6g，每日3次，温开水送服。功效：疏肝解郁，适用于肝气郁结型。

5. 手术治疗

继发性青光眼主要采取各种滤过性手术：房水是由睫状体上皮细胞分泌后进入后房，极大部分经瞳孔流到前房，由前房角经小梁网到Schlemm管，再到集液管进入房水静脉排出眼球，小部分经虹膜睫状体间隙到脉络膜上腔。一般房水的生成率与排出率为动态平衡，以维持正常眼压。由于房水外流发生阻力，继而眼压升高导致青光眼。滤过性手术原理为解除因房水通过小梁网到Schlemm管的排出途径发生组织结构的变化产生阻力影响房水外流，建立新的房水外排途径，使眼压降至正常水平。

对于病程长，停用皮质类固醇后使用抗青光眼药物仍不能控制眼压的皮质类固醇性青光眼，特别是伴有视功能严重损害者，以及原发病不能停用糖皮质激素药物治疗的患者，适用于滤过性手术。手术后为了控制炎症反应，防止滤道的瘢痕形成，仍可局部滴皮质类固醇，或结膜下注射，但需密切观察眼压情况。

（六）预防与调护

预防：首先注意不要滥用皮质类固醇药物，特别是对原发性开角型青光眼患者及其子女、高度近视眼以及对皮质类固醇呈高敏反应者，更应慎重。对于病情需要者，在使用皮质类固醇的同时，注意观察眼压，并选用对眼压影响较小的皮质类固醇药物，以防止发生皮质类固醇性青光眼。

二、青光眼睫状体炎综合征

青光眼睫状体炎综合征是以单眼发生青光眼，伴有睫状体炎为临床特征的眼部综合征（简称青－睫综合征），也称Posner-Schlossman综合征。多见于20～50岁中青年人，50岁以上罕见，60岁以上者更罕见，男性多于女性。发病特点为单眼反复发作的睫状体炎，伴有眼压升高；发作时眼部轻微疼痛、虹视，视力可有轻度下降；有些发作可全无症状。本病有自限倾向。

本病可归属于中医"青风内障"的范畴。

（一）病因病理

1. 西医病因病理

青－睫综合征眼压升高的原因：一般认为与房水生成增加合并房水流畅系数降低有关，亦有主张是因房水排出障碍导致眼压升高。近年来，综合国外一些研究资料，从前列腺素（简称PG）的生物效应阐明本综合征的发病机制，动物试验证明 PG 可诱发眼压升高，可能与 PG 的血管扩张作用导致血－房水屏障通透性增加和超滤性眼压升高有关。应用能直接拮抗 PG 生物效应，保护血－房水屏障的磷酸聚根皮素，可以遏止眼压升高，说明 PG 可诱发眼压升高。另一方面，有学者对 PG 浓度的研究，特别是 PGE，在青－睫综合征发作时房水中浓度显著增高，当病情缓解后，又恢复到正常，由此可以证明 PG 是诱发青－睫综合征发作的介质。由于房水中 PG 增加，也可能通过它对去甲肾上腺素双重抑制效应，从而小梁网失去正常调节，导致房水流畅系数降低，其结果造成眼压升高。

临床上还观察到青－睫综合征与免疫功能异常、病毒感染、劳累、精神紧张有关。

2. 中医病因病机

本病从中医角度看属风轮范畴，病在肝经。其病因病机主要为：肝胆实热，升犯目络，或阴虚阳亢；或气血瘀滞，水湿结聚成痰，风痰为患，上壅于目，阻闭目络。

以上诸因皆可导致目络阻滞，玄府闭塞，神水滞积，发为本病。

（二）临床表现

1. 症状

本病起病急，单眼发病，可反复发作，少数病例系双眼发病，但不同时发作，多在 2 周左右自行缓解。发作时眼部轻微疼痛，视力轻度下降，虹视。

2. 体征

（1）发作性眼压升高，多在 5.3 ～ 8.0 kPa（40 ～ 60 mmHg）。

（2）发作时眼不充血或轻度睫状充血。

（3）角膜上皮水肿，角膜内皮见灰色羊脂状 KP，也可见细小灰白色 KP。

（4）前房水轻微混浊。

（5）患者反复发作，但无虹膜后粘连及虹膜周边前粘连，前房角开放。

（6）发作期间瞳孔可稍大，但从不发生后粘连。

（7）玻璃体无炎症细胞。

（8）发作间歇期，房水流畅系数及眼压均恢复正常，激发实验为阴性。

（9）视野与视盘正常，若与原发性开角型青光眼并存时可出现视神经及视野改变。

（10）发作期为数小时到数周。

3. 并发症和后遗症

部分反复发作病例，可呈原发性开角型青光眼的表现，即使在间歇期眼压也升高，导致视神经萎缩及视野损害。

（三）实验室及其他检查

1. 房水前列腺素检测：发作时房水前列腺素 E_1、E_2 含量明显增高，缓解期降至正常。

2. 血免疫功能检测：血清免疫球蛋白的含量及淋巴细胞转化率，以观察其与免疫性疾病的关系。

3. 其他检查：①房角镜检查：房角为开角，无周围前粘连。②视神经及视野评估：眼底检查发现视盘无青光眼损害改变；视野检查，本病急性发作时可能出现血管暗影扩大。③青光眼激发试验为阴性。

（四）诊断与鉴别诊断

1. 诊断要点

（1）多见于中青年患者，多为单眼反复发作。

（2）眼压升高，多在 5.3 ～ 8.0 kPa（40 ～ 60 mmHg）。

（3）发作性视物模糊、眼球胀痛、虹视。

（4）结膜无充血或轻度睫状充血。

（5）角膜上皮水肿，后壁可见灰白色羊脂状 KP。

（6）房水轻度混浊，但无虹膜后粘连。

（7）高眼压时房角开放，无粘连。

（8）眼压描计：发作时 C 值下降，F 值在正常范围或升高；缓解期 C 值、F 值均正常。

2. 鉴别诊断

（1）本病应与炎症性开角型青光眼相鉴别。后者双眼发病、疼痛、睫状充血、房水混浊明显、虹膜周边前粘连。

（2）本病应与新生血管型青光眼相鉴别。后者虹膜和房角可见新生血管。

（3）本病应与急性闭角型青光眼相鉴别。后者患眼胀痛、混合性充血、角膜水肿、前房浅、房角关闭，另一眼房角为窄角。

（4）本病应与色素性青光眼相鉴别。后者散瞳或运动后见急性眼压升高，前房可见色素细胞，角膜后壁见垂直三角形色素细胞沉着，房角为开角，房角镜下见小梁网有色素沉着。

（五）治疗

青－睫综合征属一种自限性疾病，局部使用皮质激素可以控制炎症，但不应长期使用，以避免发生皮质激素性青光眼。在发作期眼压升高时，可口服碳酸酐酶抑制剂，局部使用肾上腺素、α－肾上腺素能促效剂、β－肾上腺受体拮抗剂，可使眼压下降。

1. 西医治疗

（1）消炎痛：可以抑制 PG 的生物合成，能阻断由花生四烯酸合成 PGE_2，是有效的治疗药物。每次 25 ～ 50 mg，每日 3 次，饭后服。

（2）碳酸酐酶抑制剂：如甲酰唑胺 25 ～ 50 mg，每日 2 ～ 3 次；或乙酰唑胺 250 mg，每日 3 次。

（3）高渗剂：20% 甘露醇 250 mL，静脉点滴，30 min 滴完。

（4）氟灭酸：是治疗偏头痛的有效药物，它不仅能抑制 PG 的生物合成，并且可直接拮抗 PG 的生物效应，故比消炎痛的疗效更好，每次 200 ～ 400 mg，每日 3 次，口服。

2. 中医辨证论治

（1）肝气郁结。

证候：眼压升高多与情绪有关，视物昏蒙，头眼胀痛，怕光流泪，抱轮红赤，瞳神或大或不大，目珠胀硬，黄仁膨隆，可兼有口苦咽干、心烦面红。舌红、苔薄白，脉弦细。

治法：疏肝理气。

方药：逍遥散加减。若眼胀剧烈者，可选加羚羊角粉、白菊花、石决明、夏枯草、郁金以平肝解郁降压；通畅目中玄府，选加茯苓、木通、车前子以助利水泻热。

（2）阴虚阳亢。

证候：反复发作头晕目胀，眼珠胀痛，兼有耳鸣，口干咽燥。舌质红或绛、苔薄，脉涩。

治法：滋阴潜阳，平肝熄风。

方药：镇肝熄风汤加减。眼压高者加羚羊角、石决明、钩藤、车前子；角膜后沉着物较多者以滋阴清热为主，加生地、女贞子、鳖甲、知母、黄柏；反复发作者以补益肝肾为主。

（3）风痰壅目。

证候：眼胀目痛，视力下降，抱轮微红或红赤，瞳神散大，可兼有头晕而眩、胸闷气短。舌苔厚腻，脉濡或滑。

治法：涤痰化湿，清肝除风。

方药：白附子散加减。

3. 局部治疗

（1）局部应用皮质激素滴眼液：于本病发作时滴眼，可以稳定细胞膜，抑制 PG 的释放，减少血－房水屏障的通透性，如 1% 醋酸泼尼松龙（百力特）或典必殊，每日 4 次，点眼；双氯芬酸钠滴眼液，每日 4 次，点眼。

（2）β－受体阻滞剂滴眼液：可以作用于肾上腺素能受体而降低眼压，如 0.25% 噻吗洛尔、卡替洛尔（美开朗）、左布诺洛尔（贝他根）、贝特舒（0.25% 倍他洛尔），每日 2 次，滴眼。

4. 针刺治疗

主穴：大敦、行间穴（此两穴为肝经起始穴）、睛明、球后、合谷；配穴：头维、太阳、风池、三阴交。

方法：每次选主穴 2 ~ 3 个，配穴 3 ~ 4 个，交替应用，每日 2 次，留针 30 ~ 40 min。

5. 中成药及验方

逍遥丸：每次 6 g，每日 2 次，温开水送服。功效：疏肝解郁，适用于肝气郁结型。

6. 中药注射液

清开灵注射液 30 mL，加入 0.9% 氯化钠注射液 250 mL 中，静脉点滴，每日 1 次，14 d 为一个疗程。功效：清热解毒，适用于肝气郁结、兼有热症者。

7. 手术治疗

青 – 睫综合征一般不宜手术治疗，因手术不能阻止其复发，应严密观察。如有严重复发或与原发性或继发性开角型青光眼同时存在引起进行性视神经及视野损伤时，应考虑滤过性手术治疗，参见"开角型青光眼"。

（六）预防与调护

1. 防止情绪过激或情绪抑郁，心胸要开阔，减少诱发因素。
2. 若确诊为本病，应积极治疗原发病，降低眼压，保护视功能。
3. 注意休息，避免劳累，锻炼身体，增强体质。
4. 调节饮食，防止便秘。

三、新生血管性青光眼

新生血管性青光眼（neovascular glaucoma，NVG）是由一系列缺血原因引起的新生血管膜长入房角组织结构及虹膜导致的青光眼。多伴有眼底血管性病变、顽固性眼压升高。发病初期房角为开角，但被血管膜覆盖，纤维血管膜最后收缩，引起虹膜周边前粘连和继发性闭角型青光眼。本病极顽固，患者异常疼痛，常很快导致失明。

本病类似于中医的"乌风内障"或"绿风内障"。

（一）病因病理

1. 西医病因病理

新生血管性青光眼的病因多出于眼部缺血性疾病引起，据文献报道，最多者列出 41 种疾病能够引起新生血管性青光眼，而在其病因的疾病谱中，糖尿病性视网膜病变（DR）和视网膜中央静脉阻塞（CRVO）占绝大多数；在其他各种病因中，多见于颈动脉阻塞性疾病。对上述疾病通过眼底荧光血管造影显示可致视网膜毛细血管无灌注，即视网膜缺氧；而毛细血管无灌注的程度越重，新生血管形成的机会越大。当视网膜缺血、缺氧时，可产生一种有毒的代谢产物——血管形成因子或血管刺激因子，然后向前扩散，刺激虹膜产生新生血管。

当眼球前或后节缺氧时视网膜及虹膜均有新生纤维血管膜形成，且都是由间质细胞分化而来。这些新生血管开始于瞳孔缘，以后遍及整个虹膜面，并越过睫状体面及巩膜嵴而达小梁网。小梁网被纤维血管膜阻塞影响房水排出，特别是当纤维组织收缩时，房角即开始出现虹膜周边前粘连以至于房角完全闭塞，导致眼压增高。

2. 中医病因病机

本病中医病因病机多为气滞血瘀，目窍闭塞，火毒内盛，或因痰火内盛，上乘清窍循目系入脑所致。

（二）临床表现

新生血管性青光眼的临床表现具有特征性，易于诊断。

1. 症状

发作时出现剧烈的眼胀、偏头痛、眼红、畏光、视力明显下降至指数或手动，甚至失明，也可无任何不适。

2. 体征

（1）眼压升高，可高达 6.7 ~ 8.0 kPa（50 ~ 60 mmHg）以上。

（2）结膜中度到重度充血。

（3）裂隙灯检查可见角膜水肿，前房闪光（＋），瞳孔散大，虹膜表面密布新生血管，纹理不清，瞳孔缘色素层外翻。

（4）眼底检查可见青光眼视杯及原发病的相应表现，视网膜血管性病变，如出血、渗出及新生血管形成；或因出血而眼底无法窥人。

（5）视野检查可见视野缺损。

（6）NVG前期可见瞳孔缘或小梁网出现微小新生血管丛，外观类似血管球，无青光眼体征。

（7）青光眼房角开放期，可见NVG前期体征及眼压升高。

（8）青光眼房角关闭期可见虹膜表面新生血管，遮挡原来虹膜的表面结构。小梁网上新生血管膜形成，导致房角部分或全部关闭，引起闭角型青光眼。

3. 并发症和后遗症

本病未经早期诊断并及时、有效治疗或病情较重者，视力、视野难以恢复，最终丧失视功能。

（三）实验室及其他检查

1. 实验室检查

针对病因进行相应化验，如血生化全项、血液流变学检查，其结果异常者，内科做相应治疗，对控制本病有一定意义。

2. 其他检查

（1）房角镜检查：了解房角新生血管范围、多少，以及房角关闭程度。

（2）眼底荧光血管造影（FFA）检查：了解视网膜异常情况，并为视网膜激光治疗做准备。

（3）眼部B超检查：排除眼内占位性病变及视网膜脱离，了解玻璃体混浊情况。

（四）诊断与鉴别诊断

1. 诊断要点

（1）有原发病史。

（2）典型的临床症状，患眼疼痛、眼红、畏光、视力下降，伴头痛。

（3）眼压升高，可高达8.0 kPa（60 mmHg）以上。

（4）结膜中度到重度充血。

（5）角膜水肿、前房闪光轻微、早期前房正常、晚期前房变浅，甚至房角关闭。

（6）虹膜有新生血管，瞳孔缘色素外翻，瞳孔固定、散大。

（7）视力、视野明显损害。

2. 鉴别诊断

（1）本病应与原发性急性闭角型青光眼相鉴别。后者虹膜无新生血管，双眼前房浅、房角窄。参见"原发性急性闭角型青光眼"。

（2）本病应与急性虹膜睫状体炎相鉴别。后者眼压升高，前房可见大量炎症细胞、虹膜血管充血扩张，但无新生血管及瞳孔缘色素外翻，瞳孔缩小，房角为开角。

（五）治疗

早期应针对本病的原发病因进行积极的预防性治疗。常见于视网膜中央静脉阻塞（缺血型）、糖尿病性视网膜病变，只要视网膜可见度允许，均应进行眼底血管造影，应尽早予以全视网膜光凝（PRP）治疗。现已发现PRP治疗以后，视网膜色素上皮产生一种尿激酶抑制剂，与尿激酶纤溶酶原激活剂产生竞争性抑制作用，从而抑制新生血管形成。

对已发作新生血管性青光眼的患者应积极给予药物治疗，降低眼压，缓解疼痛；中医辨证施治；如经保守治疗无效者，则积极采取手术治疗。

1. 西医治疗

西医治疗以降低眼压为主。

（1）碳酸酐酶抑制剂：甲酰唑胺25～50 mg，每日2～3次；或乙酰唑胺250 mg，每日3次。

（2）高渗剂：20%甘露醇250～500 mL，静脉点滴，每日1～2次；或50%甘油盐水120 mL，顿服，糖尿病患者禁用。

2. 局部治疗

（1）β-受体阻滞剂：0.5% 噻吗洛尔、左布诺洛尔（贝他根）或倍他洛尔（贝特舒），每日 2 次，点眼。

（2）肾上腺素能激动剂：0.2% 酒石酸溴莫尼定（阿法根），每日 2 次，点眼。

（3）前列腺素药物：适利达、卢美根、苏为坦，每日 1 次，每次 1 滴，睡前滴用。

（4）局部应用皮质激素：1% 醋酸泼尼松龙滴眼液，每日 3 ～ 4 次。

（5）睫状肌麻痹剂：1% 阿托品，每次 1 滴，每日 3 次。对房角已关闭者，阿托品可通过脉络膜途径增加房水外流，降低眼内压，减轻疼痛。

注意：缩瞳剂，如毛果芸香碱（匹罗卡品）应禁用，一是因存在广泛的粘连性房角关闭从而对房水外流无效，二是反可引起炎症和充血。如地匹福林，一般无效。

3. 全视网膜光凝

如因视网膜缺血导致虹膜新生血管，NVG 进入晚期，存在着粘连性房角关闭，仍需进行全视网膜光凝（PRP）或周边视网膜冷冻治疗，以消除形成新生血管的刺激因素，防止进一步的房角关闭，增加滤过性手术的成功机会。

4. 手术治疗

（1）滤过性手术：手术原理参见"原发性急性闭角型青光眼"。适用于新生血管性青光眼、虹膜新生血管较少者。

（2）睫状体扁平部造瘘术：于睫状体扁平部深层巩膜做约 2 mm × 2 mm 切口（即造瘘），一并切除其下的睫状体组织，并行玻璃体次全切除；造瘘口上的浅层巩膜瓣不缝合。手术相对简单，不容易出血，术后恢复快，降眼压效果理想；术后虹膜新生血管可以很快萎缩。适用于青光眼绝对期、新生血管性青光眼等药物降压无效者。

（3）房水引流物植入术：对于继发性青光眼，如新生血管性青光眼、葡萄膜炎性青光眼施行滤过性手术，由于滤过泡区的纤维增生，难以建立有效的滤过通道导致手术失败，其成功率为 11% ～ 52%。而新生血管性青光眼，主要是由于纤维血管膜可以长入滤过口，直接导致滤过泡失败。另外，新生血管造成血-房水屏障的破坏和伴随的血浆蛋白渗漏，更刺激成纤维细胞的增生和细胞外间质诸如胶原蛋白和多糖成分的合成，手术区组织纤维化形成瘢痕，阻碍了房水引流和扩散，难以形成功能性滤泡，手术最终失败。近年来逐渐成熟的房水引流物植入术，即在前房与结膜-筋膜下安置人工引流装置，以建立房水外引流通道而降低眼压，效果良好。

手术适应证：因房水引流物的安置需要特殊的手术技术，术中及术后可能会出现严重的并发症，所以房水引流物植入术仅适用于对常规滤过性手术效果差的难治性青光眼，包括：①各种原因所致的新生血管性青光眼：视网膜中央静脉或动脉阻塞、糖尿病性视网膜病变、慢性葡萄膜炎、视网膜静脉周围炎、颈动脉栓塞性疾病等所致的新生血管性青光眼。②其他类型的继发性青光眼：虹膜角膜内皮综合征、外伤性青光眼（房角后退及上皮内生继发性青光眼）等。

（4）睫状体冷凝术：是治疗难治性青光眼的一种睫状体破坏性手术。通过冷冻的低温效果，间接破坏睫状上皮细胞及其血管系统，以减少房水生成，从而降低眼压。

手术适应证：①视功能完全丧失的绝对期青光眼，为保留眼球、缓解疼痛者。②局部及全身用药无效，且疼痛明显者。③抗青光眼手术无效或滤过手术难以建立有效通道的难治性青光眼，包括新生血管性青光眼等，以及再无条件做其他手术的青光眼。

（5）睫状体光凝术：是一种破坏性手术，通过激光直接破坏睫状体或间接引起葡萄膜炎而使房水生成减少，以降低眼压。

手术适应证：各种临床上难以控制的晚期青光眼，如新生血管性青光眼。因可发生诸多并发症，故仅在多次滤过手术失败或不宜行滤过性手术时才采用。

5. 中医辨证论治

（1）风寒外客，火毒内盛。

证候：视力下降，眼压升高，球结膜混合充血，角膜水肿，瞳孔散大，虹膜满布新生血管，纹理模糊不清，眼底可见视网膜出血并有渗出，兼有发热恶寒、便结溲赤。舌红、苔黄或白，脉浮数。

治法：表里双解。

方药：菊花通圣散加减。呕吐者加草豆蔻、藿香以降逆止呕。

（2）痰火内盛。

证候：除眼部症状外，还兼有头眼胀痛，小便赤涩，大便秘结，舌红、苔黄，脉洪数等症状。

治法：通泻火毒。

方药：泻肝汤加减。眩晕者加枳实、钩藤、胆南草；呕吐者加草豆蔻、藿香，以降逆止呕。

6. 针刺治疗

主穴：风池、完骨、天柱、上睛明、睛明、承泣、球后。

配穴：太阳、头维。

方法：每次选主穴 2 ~ 3 个，配穴 3 ~ 4 个，交替应用。每日 1 ~ 2 次，留针 30 ~ 40 min。

7. 中成药及验方

（1）龙胆泻肝丸：每次 9 g，每日 2 次，温开水送服。功效：清肝泻火，适用于肝胆火盛型。

（2）逍遥丸：每次 6 g，每日 2 次，温开水送服。功效：舒肝益气，用于肝气郁结型。

8. 中药注射液

（1）清开灵注射液 30 mL，加入 0.9% 氯化钠注射液 250 mL 中，静脉滴注，每日 1 次，14 d 为一个疗程。功效：清热解毒，用于痰火内盛型。

（2）血栓通注射液 200 ~ 400 mg，加入 0.9% 氯化钠注射液 250 mL 中，静脉点滴，每日 1 次，14 d 为一个疗程。功效：活血化瘀，用于治疗新生血管性青光眼早期或视网膜静脉阻塞。

（六）预防与调护

1. 全视网膜光凝是预防虹膜红变和新生血管性青光眼的有效措施，使已形成的新生血管消退，可防止新生血管青光眼的发生。

2. 对于发生青光眼的高危人群，应特别注意，要积极控制及治疗原发病并监测眼压及视功能。

3. 对青光眼患者详细介绍青光眼的知识，使其积极配合治疗，以便保存有用视功能。

4. 避免情绪激动，如忧愁、生气、恐惧，保持精神愉快。

5. 勿暴饮暴食，勿晚睡，劳逸结合，保持大便通畅。

（七）治疗参考

1. NVG 的治疗较棘手，目前临床多倾向于治疗视网膜缺血和控制眼压，或为预防并发症而采用辅助疗法的综合治疗方案，而 Hamard、Baudouin、Sivak 等则强调治疗原发病。马成等的 1 例患者通过动脉支架扩张颈内动脉，改善了眼动脉的血液供应，使眼部缺血缓解，新生血管消失，眼压下降，视网膜供血改善，视力明显提高，NVG 得以治愈。近几年有对由颈动脉狭窄引起的眼缺血综合征患者，采用颈动脉内膜剥离术来治疗者，通过彩色多普勒血流显像进行长期监测，发现患者的眼动脉收缩峰速度升高，眼动脉反流控制，虹膜新生血管和 NVG 消退，大部分患者视力有不同程度的提高，随访中没有复发病例。而部分学者则认为必须合并有神经症状者才能采用颈动脉内膜剥离术，这可能与该手术的危险性有关。亦有文献报道，颈动脉内膜手术可使睫状体循环增加、眼压升高、黄斑水肿。因此，这种手术方法还需要进一步探讨。

2. 有学者对新生血管性青光眼分阶段考虑个体差异，采用不同波长的激光治疗，经 12 个月的观察，效果较好。

方法：青光眼前期激光治疗，NdttYAG 532 倍频激光器全视网膜光凝，光斑大小 300 ~ 500 μm，曝光时间 0.3 s，功率 0.3 ~ 0.5 W。青光眼期激光治疗：810 nm 半导体红外线激光仪带手柄光导纤维，光束直径为 600 μm，为 1.5 ~ 2.25 W，照射时间设定为 2 s。将激光光凝头位于睫状体冠部，即距角巩膜缘后约 1 mm，光线入射角度与视轴垂直。

结果：23 例新生血管性青光眼前期患者经 532 nm 激光治疗后，对其中 18 例患者随访 12 个月，治疗后眼压为 2.1 ± 0.3 kPa（15.73 ± 2.46 mmHg），与随访时比较差异无显著性（P > 0.05），其中视力提高 1 ～ 2 行者 6 只眼，视力无变化 7 只眼，未出现眼部并发症。35 例新生血管性青光眼期患者术后 2 周至随访期内的平均眼压为 3.6 ± 0.4 kPa（27.25 ± 3.15 mmHg），与术前相比，t = 14.56，P < 0.001。术后经治疗除 1 只眼前房反复出血外，其余好转。术后 12 个月，1 只眼眼压下降至 0.7 kPa（0 mmHg），14 只眼眼压下降 3.3 ～ 4.0 kPa（25 ～ 30 mmHg），12 只眼眼压为 4.0 ～ 4.7 kPa（30 ～ 35 mmHg），8 只眼眼压为 4.7 ～ 5.3 kPa（35 ～ 40 mmHg），但自觉症状明显改善，未发现结膜烧灼斑、脉络膜脱离及交感性眼炎。

四、虹膜角膜内皮综合征

虹膜角膜内皮综合征（iridocorneal endothelial syndrome，ICE）是一种包括角膜内皮营养不良、虹膜萎缩、结节样虹膜痣及青光眼的综合征，可诱发青光眼，一般可引起轻、中度眼压升高，诊断及治疗参见本章节相关内容。

五、眼钝挫伤房角后退性青光眼

眼钝挫伤引起睫状体表面的外伤性撕裂，称为前房角劈裂或房角后退，可导致继发性青光眼，是眼前节挫伤最常见的并发症。可在损伤后立即发生，也可迟至数月、数年才表现出来；眼压升高可以是暂时性的，也可是持续性的，可是轻度的，也可是显著的，依据眼部钝挫伤的程度和眼压升高的原因而不同。根据文献报道，在眼前节挫伤者，伴有不同程度的房角后退和小梁损伤的发生率可达 60% ～ 94%。眼挫伤中多数为 30 岁以下年轻人，儿童发生率为 27% ～ 48%，男性多见。

本病可归属于中医的"乌风内障"范畴。

（一）病因病理

1. 西医病因病理

本病损伤原因多为体育运动、交通、生产事故等。通常认为，挫伤是由于钝性物体平行运动作用于眼部，物体的冲击使角膜和前部巩膜向后移位、眼球前后压缩、外力向眼内传递，使眼球赤道扩张。由于虹膜、前房角、晶状体及其悬韧带、玻璃体不能对抗急骤的冲击力量，因此使这些组织突然扩张和撕裂。

房角后退主要表现在睫状体的环行肌和纵行肌两者之间发生撕裂和分离，因环行肌与虹膜相连，环行肌挛缩将引起虹膜根部后退，而纵行肌仍附着在原位的巩膜突，所以房角加深，同时，发生小梁组织的损害炎症、变性吸收等病变。早期因小梁组织水肿、炎症介质释放和组织碎片阻塞等，使眼压升高。伤后数月到数年发生的慢性眼压升高，多见于房角后退范围 ≥ 180° 的患眼，为小梁组织损伤后产生的瘢痕修复阻碍了房水外流，导致眼压升高。

2. 中医病因病机

本病中医病因病机为因各种钝器所产生的撞击而使眼球及其附属器损伤，导致络伤出血或气血瘀滞所致目络阻滞，玄府闭塞，神水滞积，发为本病。

（二）临床表现

1. 症状

患眼有外伤史，可发生在外伤后 1 年以内，或 10 年以上甚至更长时间才发生青光眼，起病常无任何症状。晚期可见受伤眼视力下降、视野损害、眼痛等。

2. 体征

（1）患眼周边前房加深，或不同象限前房深度不同；虹膜不平，房角镜下见特征性改变：虹膜根部离断且后退，睫状体带明显变宽。

（2）眼部外伤的体征：瞳孔括约肌撕裂、外伤性白内障。

（3）眼压升高。

3. 并发症和后遗症

如未经及时有效治疗则造成视功能的严重损伤。

（三）实验室及其他检查

1. 前房角镜检查：直接发现房角后退，并对房角后退分级。

Ⅰ度：浅层撕裂，睫状体表面色素膜小梁撕裂，睫状体带于巩膜突裸露。

Ⅱ度：中度撕裂，睫状肌撕裂，房角深而宽，睫状体带宽度为正常的 1 ～ 3 倍，后退范围超过 180°。

Ⅲ度：重度撕裂，睫状肌内有深裂隙，其尖端不能窥见。

2. 超声生物显微镜（UBM）检查：可发现房角后退病变。

（四）诊断与鉴别诊断

1. 诊断要点

（1）询问病史、眼外伤史，对诊断有重要价值。

（2）眼压升高。

（3）做前房角镜检查，可见房角后退特征。

（4）眼部其他病变：瞳孔括约肌裂伤、虹膜异色、小梁色素增多、虹膜根部离断、晶状体不全脱位、外伤性视网膜脉络膜炎等，应想到伴有房角后退的可能。

2. 鉴别诊断

本病应与原发性开角型青光眼相鉴别。后者患者无眼外伤史，房角结构无睫状体带变宽。

（五）治疗

眼钝挫伤房角后退性青光眼的治疗原则是，早期主要用糖皮质激素和降眼压药物治疗及中药辨证施治，后期选择滤过性手术治疗。

1. 西医治疗

（1）糖皮质激素：强的松 1 ～ 1.2 mg/（kg·d），采取早晨顿服的给药方式，用药 1 ～ 2 周，眼部炎症减轻，此时应逐渐减量，再以维持量巩固疗效至停药。

（2）降低眼压：高渗剂，如 20% 甘露醇 250 ～ 400 mL，静脉点滴，每日 2 次；或碳酸酐酶抑制剂，如乙酰唑胺 250 mg，口服，每 6 h 一次。

2. 局部治疗

（1）碳酸酐酶抑制剂：1% 派立明（布林唑胺）等，每日 3 次。

（2）1% 美开朗滴眼液，每日 2 次。

（3）睫状肌麻痹剂：1% 阿托品滴眼液，每日 1 ～ 2 次，滴眼。

（4）因缩瞳剂可减少脉络膜巩膜的房水流出而导致眼压升高，应避免使用。

3. 手术治疗

滤过性手术效果较好。

4. 中医辨证论治

（1）气滞血瘀。

证候：视力下降，眼球胀痛，伴头痛、情志不舒、胸胁满闷。舌紫、苔白，脉弦或涩。

治法：行气活血，化瘀止痛。

方药：桃红四物汤加减。若疼痛剧烈，加乳香、没药以化瘀止痛；若角膜混浊，羞明流泪，加木贼、当归、蝉蜕、羌活、防风。

（2）脉络损伤，血溢脉外。

证候：前房积血，玻璃体积血，兼见眼胀，头痛，烦躁易怒，胁痛耳鸣，口苦咽干。舌质红、苔黄，脉弦数。

治法：凉血止血祛风。

方药：石灰散合除风益损汤加减。出血较多者，加三七、生蒲黄，以凉血活血；头痛、呕吐者为肝火上冲所致，加生石决明、川芎，以清肝行气，活血止痛。

5. 针刺治疗

（1）主穴：睛明、球后、承泣、瞳子髎、攒竹；配穴：太阳、头维、合谷、风池、外关。

（2）方法：每次选主穴 2～3 个，配穴 3～4 个，交替应用。每日 1～2 次，留针 30 min。

6. 中成药及验方

（1）加味逍遥丸：每次 6 g，每日 3 次，温开水送服。功效：舒肝解郁，适用于气滞血瘀型。

（2）血竭胶囊：每次 3 粒，每日 3 次，温开水送服。功效：活血祛瘀，适用于兼血瘀型。

（3）复方丹参滴丸：每次 10 粒，每日 3 次，温开水送服。功效：活血祛瘀，适用于兼血瘀型。

7. 中药注射液

（1）清开灵注射液：每次 30 mL，加入 0.9% 氯化钠注射液 250 mL 中，静脉点滴，每日 1 次，14 d 为一个疗程。功效：清热解毒。

（2）血栓通注射液：每次 400 mg，加入 0.9% 氯化钠注射液 250 mL 中，静脉点滴，每日 1 次，14 d 为一个疗程。功效：活血祛瘀通络，适用于气滞血瘀型。

（六）预防与调护

加强安全意识，防止眼部外伤是预防本病发生的最佳措施。

六、白内障膨胀期青光眼

白内障膨胀期所致青光眼是指老年性白内障的膨胀期或晶状体外伤后混浊肿胀时所致的一种继发性闭角型青光眼。本病常见于小眼球浅前房的老年患者，也可见于外伤性白内障。老年性白内障膨胀期所致青光眼时多为单眼发病。

本病属中医眼科学"绿风内障"范畴。

（一）病因病理

1. 西医病因病理

白内障膨胀期所致青光眼患者因眼前节较小，前房浅，房角较窄，随着年龄增长，晶状体前后径逐渐增加，晶状体膨胀，体积增大、变厚，使晶状体虹膜隔前移，前房变浅，房角变窄，虹膜瞳孔缘与晶状体之间的间隙越来越窄，房水经过瞳孔区时阻力增加；如在暗环境停留过久、情绪异常、药物等作用下，使瞳孔中度散大，而发生完全性瞳孔阻滞，导致后房压力升高，将膨隆的周边部虹膜向前推，使周边部虹膜紧贴于小梁面，发生房角阻滞引起眼压升高。

2. 中医病因病机

中医学认为其病因病机多由气郁化火或肝胆火炽，上攻头目，神水滞积，玄府闭塞而致。

（二）临床表现

患者有老年性白内障或外伤性白内障病史。在老年性白内障者有长期视力减退病史。

1. 症状

白内障膨胀期青光眼的临床表现与原发性急性闭角型青光眼合并白内障相似。

（1）患侧眼剧烈胀痛，伴同侧头痛、恶心呕吐。

（2）视功能进一步下降。

2. 体征

（1）眼压升高。

（2）球结膜混合性充血。

（3）角膜水肿，前房极浅，瞳孔散大。

（4）晶状体混浊、肿胀。

3. 并发症和后遗症

本病如未经早期诊断和及时有效的治疗或病情较重者，视力、视野难以恢复，最终丧失视功能。

（三）实验室及其他检查

1. 前房角镜检查：可见不同程度的房角闭塞，如高眼压持续时间较长，可导致永久性房角粘连。

2. 超声生物显微镜（UBM）检查：可较精细地了解房角及晶状体与虹膜睫状体间隙的狭窄情况。

（四）诊断与鉴别诊断

1. 诊断要点

（1）外伤性者有明确的眼外伤史。老年性白内障膨胀期所致者，有长期视力缓慢减退病史。

（2）球结膜混合性充血，角膜水肿，前房浅，瞳孔散大，晶状体混浊、肿胀兼有水裂。

（3）眼压升高，一般高于（4.0 kPa）30 mmHg。

（4）患侧头部剧烈胀痛，伴有恶心呕吐。

（5）前房角镜检查可见程度不同的房角闭塞。

2. 鉴别诊断

本病应与原发性急性闭角型青光眼鉴别。二者的临床表现相类似，而原发性急性闭角型青光眼无外伤性白内障或老年性白内障病史，眼部检查晶状体无明显肿胀及混浊。

（五）治疗

本病的治疗原则：应及时采取中西医结合的方法治疗，首先使用药物治疗，迅速控制眼压，减轻炎症反应，待眼压控制在正常水平或接近正常水平后48 h，再进行晶状体摘除等手术治疗。因在此期间，眼部血管舒缩反应基本恢复正常，眼球处于相对稳定状态，术后反应较轻。

1. 西医治疗

立即控制眼压，保护视功能，适时施行手术治疗。

（1）20% 甘露醇注射液 250 ～ 400 mL，静脉点滴，45 min 内滴完。降眼压效果可维持数小时，必要时可再次应用，但 1 日内不宜超过 3 次，同时应注意肾功能及血糖情况。

（2）50% 医用甘油液，每次 100 mL，每日 1 ～ 2 次，顿服。糖尿病者禁用。

（3）碳酸酐酶抑制剂，如甲酰唑胺 25 ～ 50 mg，每日 2 ～ 3 次；或乙酰唑胺，每次 250 mg，每日 3 次。

2. 局部治疗

（1）缩瞳剂：1% ～ 2% 毛果芸香碱滴眼液，点眼，开始每 5 min 一次，共 4 次，然后每 30 min 滴眼一次，共 4 次，以后每一小时滴眼一次；瞳孔缩小后改为每日 4 次。缩瞳剂使瞳孔缩小后，眼压可下降，使虹膜的张力增加，将虹膜拉向中央区，减少或避免虹膜前粘连，为手术治疗及术式选择奠定良好的基础。但少部分患者使用缩瞳剂后可能会加重瞳孔阻滞，晶状体肿胀使虹膜隔前移，前房更浅，对此应使用其他降低眼压的药物。

（2）β – 受体阻滞剂：0.25% ～ 0.5% 噻吗洛尔、1% ～ 2% 美开朗、0.25% 贝特舒等滴眼液，每日 2 次。

3. 手术治疗

膨胀期白内障继发性青光眼的手术治疗，手术方式可根据患者的眼部具体情况加以选择，如晶状体混浊程度、病程长短、眼压控制情况、前房角的改变以及对视功能的要求等，分别采用白内障摘除联合青光眼滤过性手术，或白内障囊外摘除与人工晶状体植入联合青光眼滤过性手术，或白内障囊外摘除联合人工晶状体植入术。

（1）如果晶状体已完全混浊或近完全混浊，则应在前房角未发生病理性闭锁前施行白内障摘除联合人工晶状体植入术。

（2）如果病程较长，前房角有广泛虹膜周边前粘连，可选择白内障摘除联合滤过性手术，或再联合人工晶状体植入术。

（3）如果晶状体未完全混浊，仍有一定视功能，可选择虹膜周边切除或激光虹膜切除术。

4. 中医辨证论治

（1）肝胆火炽，风火攻目。

证候：发病急剧，头痛如劈，目珠胀痛欲脱，视功能进一步下降，眼压升高，胞睑红肿，混合充血，黑睛雾状水肿，瞳孔散大，眼压升高，房角闭塞；伴有恶心呕吐，恶寒发热，溲赤便秘。舌红、苔黄、脉弦数。

治法：清热泻火，平肝熄风。

方药：绿风羚羊饮方加减。头痛甚者，加川芎、菊花、石膏以清散热邪；恶心呕吐甚者，加竹茹、法半夏，以降逆止吐；目珠胀硬、神水积滞者，加猪苓、通草、泽泻以利水泻热。

（2）肝郁气滞，气火上逆。

证候：患侧头眼剧烈胀痛难忍，视功能进一步下降，混合充血，角膜雾状混浊，瞳孔散大，晶状体混浊，眼压升高；伴有胸闷嗳气，情志不舒，食少纳呆，恶心呕吐，口苦。舌红、苔黄，脉弦数。

治法：清热疏肝，降逆和胃。

方药：丹栀逍遥散加减。眼胀甚者加石决明、决明子、猪苓、泽泻以平肝利水泻热；恶心呕吐甚者，加左金丸以清肝泻火，降逆和胃止吐；胸闷胁肋胀痛者，加郁金、香附以疏肝行气止痛。

5. 针刺治疗

取穴：攒竹、太阳、合谷、内关、神门、足三里。

方法：每次选穴 2 ～ 3 个，以泻法进针，提插捻转半分钟，留针 30 min，每日 2 次。

6. 中成药及验方

（1）逍遥丸：每次 9 g，每日 2 次，温开水送服。上逆型。

（2）舒肝丸：每次 9 g，每日 3 次，温开水送服。上逆型。功效：疏肝理气，适用于肝郁气滞、气火。

（3）龙胆泻肝丸：每次 9 g，每日 3 次，温开水送服。功效：清肝泻火，适用于肝胆火炽、风火攻目型。

（六）预防与调护

（1）对膨胀期白内障应尽早手术摘除，是预防继发性青光眼发生的最佳措施。

（2）预防情志过激及情志抑郁，心胸开阔，减少诱发因素。

（3）调节饮食，防止便秘。

第三节　先天性青光眼

先天性青光眼是胎儿发育过程中前房角发育异常而引起的一类青光眼。3 岁以前发病的称婴幼儿型青光眼。3 岁以后至 30 岁以前发病的原发开角型青光眼称青少年型青光眼。

一、婴幼儿型青光眼的诊断及治疗

（一）诊断

1. 发生于 3 岁以前的婴幼儿，多双眼发病。

2. 症状：畏光流泪，眼睑痉挛，因眼胀痛而哭闹不安。有上述症状，而又不能用其他眼病来解释的，应首先排除先天性青光眼。

3. 角膜混浊水肿：角膜直径 > 12 mm，有时可 ≥ 18 mm，后弹力层破裂（Haab 纹）裂隙灯下显示一些透明而平行的线纹。

4. 由于婴幼儿眼球壁软弱可受压力作用而扩张角膜，眼球不断增大，有"水眼"之称。晚期可发生角巩膜葡萄肿。

5. 房角为开角，前房极深，周边部虹膜平坦。

6. 眼底视盘可见青光眼凹陷。

7. 眼压升高，房水流畅系数降低，眼压测定应在全麻下进行。

（二）治疗

1. 药物治疗：0.5% 噻吗洛尔眼液点眼可使部分患儿眼压下降。

2. 手术治疗：出生后发生的婴幼儿型青光眼，一经确诊即应早期手术治疗。早期可行房角切开术或小梁切开术，晚期行小梁切除术。术前应用碳酸酐酶抑制药或高渗剂，以降低眼压，便于手术。术后 2 ～ 3

周应于全麻下复查眼压及房角。若眼压控制，角膜透明，眼球不再扩大，畏光、流泪等症状改善提示手术成功。

二、青少年型青光眼的诊断要点及治疗

（一）诊断要点

1. 发生于 30 岁之前，发病隐蔽，进展缓慢。
2. 眼压高低差异较大，眼压描记房水流畅系数偏低。
3. 由于角、巩膜不断扩张，可加重近视，故青少年若出现进行性近视者，应排除青光眼。
4. 眼底多呈豹纹状，常有视神经萎缩及不太深的视盘青光眼凹陷。
5. 房角检查显示虹膜根部附着位高，房角隐窝埋没，有较多的小梁色素。
6. 视野可见青光眼性视野缺损。

（二）治疗

先天性青光眼与开角型青光眼基本相同。①药物治疗：0.5% 噻吗洛尔眼液或 1% 匹罗卡品与 1% 左旋肾上腺素联合应用，有良好的降压作用。②手术治疗：若出现进行性视盘凹陷，视野缺损，应手术治疗。如行小梁切开术或小梁切除术。

三、先天性青光眼合并其他先天异常

由于这类先天性青光眼同时伴有角膜、虹膜、晶状体、视网膜、脉络膜等先天异常，或者伴有全身其他器官的发育异常，在临床上多以综合征的形式表形多种多样，如 Axenfeld-Rieger 综合征、Sturge-Weber 综合征、Marfan 综合征、Marchesani 综合征等。治疗方面主要是根据患者的全身和眼部不同情况，酌情手术降低眼压。

第九章 眼科神经疾病

第一节　视神经炎

一、概述

视神经炎泛指视神经的炎性脱髓鞘、感染、非特异性炎症等疾病，能够阻碍视神经传导功能，引起视功能一系列改变的视神经病变。

临床上常分为视神经乳头炎和球后视神经炎。

球后视神经炎一般可分为急性和慢性，后者为多见。

病因：①局部炎症。②病毒感染。③全身感染。④营养和代谢性疾病。⑤中毒。⑥特发性：多发性硬化、糖尿病、甲状腺功能障碍与本病关系密切。

病理：早期白细胞渗出，慢性期以淋巴细胞和浆细胞为主。中等度损伤形成少量瘢痕，而严重损伤则神经纤维被神经胶质细胞增生代替，引起视神经萎缩。

二、诊断思路

（一）病史要点

视神经乳头炎症常突然发病，视力障碍严重，多累及双眼，多见儿童或青壮年，经治疗一般预后较好，我国 40 岁以下者约占 80%。临床表现：视力急剧下降，< 0.1。眼痛：早期前额部疼痛，眼球转动痛。

球后视神经炎突然发病，视力突然减退，甚至无光感。多单眼发病，眶深部痛或眼球转动痛。因球后视神经受累部位不同有以下几种类型：①轴性球后视神经炎，病变主要侵犯乳头黄斑束纤维，表现为视力下降严重，视野改变为中心暗点。②球后视神经周围炎，病变主要侵犯球后视神经鞘膜。梅毒多见，表现为视野向心性缩小。③横断性视神经炎，病变累及整个视神经横断面，表现为无光感（黑蒙）。

（二）查体要点

1. 视神经乳头炎

瞳孔不同程度散大，直接对光反应迟钝或消失，间接对光发射存在，单眼患者出现相对性传人性瞳孔障碍，称 Marcus-Gunn 瞳孔。眼底：视盘潮红，乳头表面毛细血管扩张，边缘不清，轻度隆起（< 2 ~ 3 D），筛板模糊，生理凹陷消失，可出现少量出血点。视盘周围视网膜水肿呈放射状条纹，乳头表面或边缘有小出血，静脉怒张弯曲或有白鞘。

2. 球后视神经炎

瞳孔中等大或极度散大。直接对光反应消失，间接对光反应存在。眼底：早期无变化，3 ~ 4 周时视神经色泽改变，颜色变淡。"两不见"症状：患者看不见，医生早期检查无异常。

（三）辅助检查

1. 必做检查

（1）视野检查：视神经乳头炎表现为巨大而浓密的中心暗点、重者有周边视野缩小，色觉改变（红绿色觉异常）。球后视神经炎表现为中心、旁中心暗点或哑铃状暗点。

（2）头颅眼眶CT：排除颅内病变。

（3）FFA：动脉期见视盘表层辐射状毛细血管扩张，同时见很多微动脉瘤，早期荧光素渗漏，视盘成强荧光染色。

2. 选做检查

视觉电生理检查，了解视神经功能。VEP可表现为不同程度的振幅降低，潜伏期延长。病变侵犯视盘黄斑束纤维，主要表现为振幅降低；病变侵犯球后视神经鞘膜，主要表现为潜伏期延长。

（四）诊断步骤

诊断步骤（图9-1）。

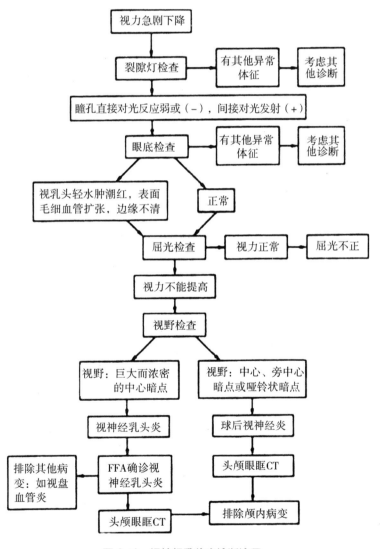

图9-1　视神经乳头炎诊断流程

（五）鉴别诊断

视神经乳头炎需与以下疾病鉴别：

1. 视盘水肿

常双眼，视盘肿胀明显，隆起高达 6 ~ 9 D，但视功能多正常，或有阵发性黑蒙史。视野早期生理盲点扩大而周边视野正常。常伴有其他全身症状，如头痛呕吐等。

2. 缺血性视神经病变

发病年龄多在 50 岁以上，突然发生无痛性、非进行性视力减退，早期视盘轻度肿胀，后期局限性苍白。视野检查：弓形暗点或扇形暗点与生理盲点相连。FFA 示视盘早期低荧光或充盈缺损，晚期视盘强荧光。

3. 视盘血管炎

多见于年轻女性，视力轻度减退，视盘充血潮红，轻度隆起（< 2 ~ 3 D），乳头表面或边缘有小出血。视野可为生理盲点扩大。FFA 显示乳头表面毛细血管扩张渗漏明显。激素治疗效果好。

4. 假性视盘炎

常双侧，乳头边界不清，色稍红，隆起轻，多不超过 1 ~ 2 屈光度，无出血渗出，终身不变。视力正常，视野正常。FFA 正常。

球后视神经炎需与头颅或邻近组织肿瘤鉴别，其症状与体征均与球后视神经炎相似，头颅 CT 或 MRI 提示颅内占位。

三、治疗措施

（一）经典治疗

1. 积极寻找病因，针对病因治疗。

2. 大剂量糖皮质激素冲击治疗：视神经炎本身是一种自限性疾病，糖皮质激素治疗在短期内能促进视力的恢复，并延缓多发性硬化的发生，采用静脉大剂量、短期疗程。但在长期效果上没有明显的疗效，对最终的视力没有帮助。因此适用于重型病例。

3. 配合抗生素。

4. 血管扩张药：局部及全身应用。

5. 改善微循环及神经营养药：B 族维生素、ATP、辅酶 A、肌苷等。

6. 中医中药。

（二）新型治疗

球后视神经炎，由于视神经肿胀，长时间可导致神经变性坏死，考虑开放视神经管治疗。如为蝶窦、筛窦炎症导致球后视神经炎，视力下降严重可考虑蝶窦筛窦手术。神经内科治疗，如多发性硬化，脱髓鞘性疾病等。

（三）治疗流程

治疗流程（图 9-2）。

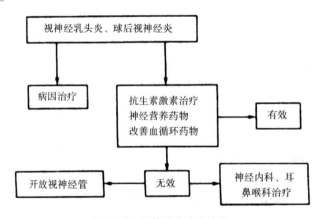

图 9-2 视神经炎治疗流程

四、预后评价

大多数视神经乳头炎病例经过积极治疗都可恢复正常，而且病程较短，预后良好。视盘颜色变淡或苍白。少数重症患者治疗效果缓慢或无效，病程较久，炎症消退后视盘苍白萎缩，视力障碍，预后欠佳。

家族性球后视神经炎病例预后较差,家族性者,多发生于青春期后男性,女性则多为遗传基因携带者。

五、最新进展和展望

视神经炎的基础研究取得了很大的成绩,如研究表明 HLA–DRBI*15 基因可能是部分视神经炎患者的遗传易感基因。

很多家族性视神经炎都有特异性基因位点改变,因此基因治疗是目前研究的热点,基因治疗技术已开始应用到视神经炎的动物实验模型中。基因治疗可能会为那些严重的进行性视神经脱髓鞘的患者带来益处。

随着脂肪抑制和 DTI 等磁共振成像新技术的应用,以及钆喷替酸葡甲胺(Gd–DTPA)增强检查等,能更好地显示活体组织内的细微结构,是显示视神经炎的较好检查技术。功能性成像已开始用于评价视神经炎累及的视神经功能及追踪视神经恢复的情况。

第二节　视神经萎缩

一、概述

视神经萎缩是指任何疾病引起视神经发生退行性变性,导致视盘颜色变淡,视力下降。视神经萎缩不是一种单独的疾病,它是多种眼部病变的一种结局,可严重影响以至丧失视功能。

(一)病因

原因很多,但有时临床上很难查出病因。常见病因有:①视盘水肿。②蝶鞍、额叶等颅内占位性病变、脑膜炎、脑炎等。③视神经炎症、视神经缺血、视神经肿瘤、多发性硬化等。④药物中毒、重金属中毒及外伤等。⑤遗传性 Leber 视神经病变等。⑥脉络膜炎症、视网膜炎症、变性。⑦营养障碍,如恶性贫血,严重营养不良等。

(二)病理

1. 视神经纤维变性、坏死、髓鞘脱失而导致视神经传导功能丧失。
2. 视盘苍白是视盘部位胶质细胞增生、毛细血管减少或消失所致。

原发性视神经萎缩由筛板后的视神经交叉、视束及外侧膝状体以前的视路损害,继发性视神经萎缩由于长期视盘水肿或视神经盘炎而引起,其萎缩过程是上行性。

二、诊断思路

(一)病史要点

严重视力减退,甚至失明。视野明显改变,色觉障碍。可有一些特殊病史如中毒外伤史、家族遗传性病变史。

(二)查体要点

1. 瞳孔

瞳孔不同程度散大,直接对光反应迟钝或消失,间接对光发射存在。患眼视力严重下降但未失明者 Marcus Gunn 征阳性。

2. 眼底检查

视盘变苍白为主要特征。原发性者视盘苍白,边界清晰,筛板可见,视网膜血管变细。继发性者视盘灰白污秽,边界模糊,因炎症导致大量神经胶质细胞覆盖,筛板不可见,视盘附近网膜血管变细有白鞘。可查出颅内病变、视神经视网膜原发性疾病等。

(三)辅助检查

1. 必做检查

(1)视野检查:不同类型、不同程度的缺损,如中心暗点,偏盲,向心性缩窄。

(2)头颅眼眶 CT:排除颅内病变。

（3）电生理检查：了解视神经功能。VEP可表现为不同程度的振幅降低，潜伏期延长。

2. 选做检查

FFA：视盘一直呈弱荧光，晚期轻着染（图9-3）。

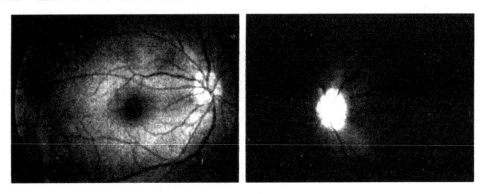

图9-3　视神经萎缩FFA

表现视盘早期呈弱荧光，晚期轻着染

（四）诊断步骤

诊断步骤（图9-4）。

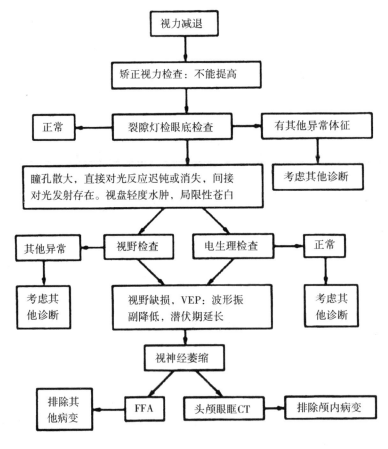

图9-4　视神经萎缩诊断流程

三、治疗措施

（一）经典治疗

积极病因治疗。试用药物：①糖皮质激素。②神经营养药：B族维生素ATP、辅酶A、肌苷、烟酸。③活血化瘀扩张血管。

（二）新型治疗

预后较差，无特殊治疗。

（三）治疗流程（图9-5）

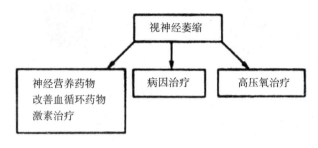

图9-5　视神经萎缩治疗流程

四、预后评价

视神经萎缩为视神经严重损害的最终结局，一般视力预后很差。患者最后多失明。但垂体肿瘤压迫导致的下行性视神经萎缩，绝大多数手术切除肿瘤后视力可有很大恢复。

第三节　视交叉病变

一、概述

视交叉位于鞍隔上方，其后缘为第三脑室，漏斗隐窝下方为垂体，位于颅底的蝶鞍内。

病因：蝶鞍部占位性病变为多见原因。①垂体瘤、颅咽管瘤、鞍结节脑膜瘤、大脑前动脉血管瘤、颈内动脉瘤等。②个别病例由第三脑室肿瘤、视交叉部蛛网膜炎、神经胶质瘤、脑积水等引起。

二、诊断思路

（一）病史要点

常见症状：

1. 视力渐进性减退，而早期眼底无异常，易误诊为球后视神经炎。

2. 视野缺损，如双颞侧偏盲为重要体征。

3. 可伴有全身症状或全身疾病病史。

（二）查体要点

1. 眼部检查

多为正常，有时可见视神经萎缩或视盘水肿。

2. 瞳孔改变

如双侧偏盲性瞳孔强直。

3. 垂体肿瘤

常伴有肥胖，性功能减退，男性无须，女性月经失调等。

4. 后部损害

多为第二脑室疾病所致；下部损害，多为垂体肿瘤和颅咽管瘤所致；前面损害，蝶窦后壁病变如骨瘤或脑膜瘤所致；上部损害，多为Willis血管环或大脑前动脉血管瘤所致；外侧面损害，少见颈内动脉瘤、颈内动脉硬化所致；视交叉本身损害，少见，外伤或视交叉神经胶质瘤所致。

（三）辅助检查

1. 必做检查

（1）视野检查：鞍上肿瘤视野改变不规整。垂体肿瘤可见双颞侧偏盲（图9-6）。

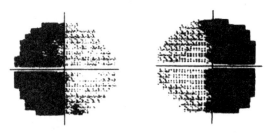

双颞侧偏盲

图 9-6 脑垂体瘤病例视野

（2）CT、MRI 检查：显示局部肿瘤、局部骨质破坏，颅咽管瘤常显示钙化斑。

2. 选做检查

（1）DSA 可发现脑血管病变。

（2）垂体内分泌功能检查。

（四）诊断步骤

诊断步骤（图 9-7）。

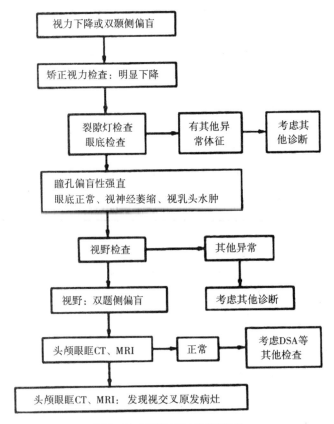

图 9-7 视交叉病变诊断流程

三、治疗措施

1. 经典治疗

尽早发现和手术摘除肿瘤。视神经萎缩发生后视功能恢复较难。

2. 治疗流程

治疗流程（图 9-8）。

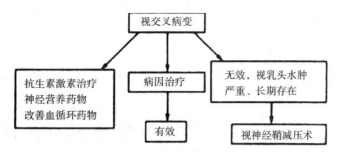

图9-8　视交叉病变治疗流程

四、预后

评价视神经萎缩发生后视功能恢复较难。

微信扫码
◆临床科研
◆医学前沿
◆临床资讯
◆临床笔记

第十章　眼科常见综合征

第一节　神经系统综合征

一、急性感染性多发性神经根炎（Guillain-Barre 综合征）

急性感染性多发性神经根炎又称 Guillain-Barre 综合征。主要病变是周围神经广泛的炎症性脱髓鞘。发病突然，进展迅速，对称性周围神经麻痹或伴有脑神经损害。

（一）病因

本病病因及发病机制尚不清楚，病前常有非特异性感染或免疫接种史，一般认为属迟发性自身免疫性疾病。其免疫致病因子可能为存在于患者血液中的抗髓鞘抗体或髓鞘毒性因子。

（二）临床表现

1. 眼部表现

（1）可出现复视、眼疲劳、眼痛等。

（2）动眼神经、外展神经、滑车神经受累时出现相应眼肌麻痹，眼球运动障碍。

（3）眼底检查偶可发现视盘水肿。

2. 全身表现

（1）多数患者有上呼吸道或消化道感染症状，少数有免疫接种史。

（2）首发症状常为四肢对称性无力，呈弛缓性瘫痪，由末端向上发展，可侵犯呼吸肌，引起呼吸肌麻痹而死亡。

（3）脑神经损害以对称性面瘫多见，尤其在成年人。

（4）感觉障碍表现为典型的"手套－袜套"型触、痛觉减迟。

（5）自主神经症状为多汗、皮肤潮红、手足肿胀等。

（6）脑脊液检查蛋白质含量增高，但细胞数正常，即特征性的蛋白－细胞分离现象。

（三）急诊处理

1. 肾上腺皮质激素

如地塞米松 0.2 ~ 0.4 mg/（kg·d）静脉滴注，5 ~ 10 d 后改为强的松口服，3 ~ 4 周后减量。

2. 抗生素

可疑有感染时应用青霉素或头孢菌素类抗生素。

3. 神经营养剂

可应用维生素 B_1、B_6、B_{12} 及 ATP 等，以促进神经代谢。

4. 请有关科室会诊，协助处理

二、眼肌麻痹偏头痛综合征（Ophthalmoplegic-Migraine 综合征）

眼肌麻痹偏头痛综合征多为发作性神经 - 血管功能障碍，以反复发作的单侧或双侧头痛伴眼肌麻痹为特征。多发生于儿童及青少年。

（一）病因

病因尚不清楚，可能由于颅内局部动脉血管痉挛所致的血流障碍，多数患者血小板聚集力较正常人为高，其释放出 5- 羟色胺、前列腺素（PGE_1），使脑血管强烈舒张并产生炎性改变而发病。

（二）临床表现

1. 眼部表现

（1）发病前多出现视觉先兆，可为暗点、亮光、异彩或幻觉，多自中心视野开始逐渐大。

（2）先兆消退后出现眶部或额颞部剧痛，可扩展至半侧或整个头部，呈钻痛或搏动性头痛，常持续数小时后逐渐缓解。

（3）头痛渐缓解 1 ~ 2 d 后发生眼肌麻痹，多累及动眼神经，其次为外展神经。眼肌麻痹多为阵发性，有的时间短暂，有的数小时至数周，也有的呈持续性，但多次发作后可能经久不愈。

2. 全身表现

（1）部分病例可有前驱症状，如头部不适、嗜睡、烦躁、忧郁等。

（2）有典型的偏头痛，头痛自眼眶或自颞部开始，常伴呕吐，持续 1 ~ 4 d。

（3）少数患者偶有偏瘫、失语或精神症状。

（三）急诊处理

1. 麦角胺制剂

早期应用麦角胺 0.25 ~ 0.5 mg，皮下或肌肉注射；或口服麦角胺 2 片，如 30 min 后不缓解，可重复应用 1 次。

2. 前列腺素抑制剂

吲哚美辛 25 mg，每天口服 3 次。

3. 罗通定

每次 60 ~ 120 mg，每天口服 1 ~ 4 次。

4. 神经营养剂

应用维生素 B_1、B_{12} 及 ATP 等促进神经代谢药物。

5. 针刺疗法

体针取太阳、百会、风池，合谷、外关等穴，施提插或捻转的平补平泻手法，每天针刺 1 次，留针 30 min。

6. 必要时请神经内科会诊。

三、视神经脊髓炎（Devic 综合征）

视神经脊髓炎亦称急性播散性脊髓炎，以视神经与脊髓有大块的脱髓鞘改变为特征，多见于青少年。临床上常以视力下降为首发症状在眼科就诊。

（一）病因

病因不明，多认为本病属于多发性硬化的一个变异型。由于病毒感染使易感机体发生免疫反应所致。患者的 T 细胞被抗原致敏后，进入中枢神经系统，非特异性 T 细胞和巨噬细胞共同反应导致髓鞘的破坏。部分患者人类白细胞抗原（HLA）中的 A3、B7、DR2、DW2 抗原出现率增高，表明本病患者具有遗传所决定的易感性。

（二）临床表现

1. 眼部表现

（1）发病较快，剧烈眼痛，眼球转动时疼痛加重。

（2）视力急剧下降，通常先累及一眼，数小时或数周后另眼发病，也可双眼同时发病。

（3）瞳孔散大，对光反应迟钝，或完全消失。

（4）视野检查常可查及中心暗点。

（5）眼底检查可见视盘水肿，引起球后视神经炎时眼底可正常。

2. 全身表现

（1）一般在眼部症状出现后几小时、几周甚至几个月出现脊髓炎症状，部分病例脊髓炎症状可发生在眼部症状之前或同时发生。

（2）可有发热、头痛。

（3）出现进行性双下肢疼痛、麻木、无力，甚至出现截瘫、尿潴留。

（4）双下肢感觉异常，表现为典型的"袜套型"触、痛觉减退。

（三）急诊处理

1. 肾上腺皮质激素

如地塞米松静脉滴注，或强的松、地塞米松口服，疗程 2 ~ 4 周；地塞米松 2.5 mg，每天球后注射 1 次。

2. 血管扩张剂

如曲克芦丁、烟酸、地巴唑等。

3. 神经营养剂

如维生素 B_1、B_{12} 及 ATP 等促进神经代谢药物。

4. 物理疗法

早期可行超短波治疗。

5. 与神经内科会诊，协助处理。

四、体位改变综合征（Bruns 综合征）

多由于头位变化引起脑前庭功能障碍产生相应症状。

（一）病因

常由于大脑中线部位损害所致，如第三、第四脑室或侧脑室肿瘤等。发病机制可能为：①头位改变时脑室系统阻塞，引起间歇性脑积水。②血压升高可能刺激髓质内迷走神经中心。③大动脉压的局部压力改变或头位改变时引起静脉回流障碍。④前庭功能障碍。

（二）临床表现

1. 眼部表现

（1）头部前届时常出现眼部症状，如剧烈眼眶部疼痛，出现闪光感、幻觉。

（2）视力下降，重者出现一过性黑蒙或失明。

（3）眼运动障碍合并头位、体位改变，主要累及第Ⅲ对脑神经，并可出现注视麻痹。

2. 全身表现

（1）头位改变时出现剧烈头痛、恶心、呕吐、眩晕、晕厥等症状。

（2）部分患者出现心动过速、窒息、呼吸困难。

（3）眼肌麻痹后出现运动失调。

（三）急诊处理

1. 血管扩张剂

如曲克芦丁 0.4 ~ 0.6 g 加入 5% 葡萄糖注射液 500 mL 内，每天静脉滴注 1 次，或倍他司汀 2 ~ 4 mg，每天肌肉注射 2 次。

2. 神经营养剂

如维生素 B_1、B_{12} 及 ATP 等。

3. 对症治疗

控制血压在适当范围内，改善心功能，纠正心律失常。出现呼吸困难时，可应用呼吸兴奋剂。

4. 必要时请神经科医师会诊，协助处理。

五、视交叉综合征（Cushing Ⅲ 综合征）

视交叉综合征亦称库欣Ⅲ型综合征，是指视交叉处病变引起的一组症状。

（一）病因

常见病因为蝶鞍区肿瘤压迫所致，偶见于视交叉处的神经炎蛛网膜炎，颅脑损伤所致者较罕见。我们遇到 2 例为前额部受伤引起本征，可能是视交叉部组织水肿、出血，使之受压所致。

（二）临床表现

1. 眼部表现

（1）双眼视力减退。

（2）早期视盘水肿，晚期出现视神经萎缩。

（3）视野出现双眼颞侧偏盲。

2. 全身表现

（1）头痛、发热，或颅脑损伤史。

（2）有口渴、多饮、多尿症状。

（3）可有性功能减迟。

（4）CT 检查可证实蝶鞍区占位性病变，如为颅脑外伤所致者，早期可发现蝶鞍区组织水肿、出血，待组织水肿消退，出血吸收后，蝶鞍可恢复正常。

（三）急诊处理

1. 视交叉综合征

视交叉处神经炎、蛛网膜炎和颅脑损伤引起的视交叉部组织水肿、出血所致视交叉综合征处理如下：

（1）肾上腺皮质激素：地塞米松 20 mg 加入 10% 葡萄糖溶液 250 mL 中，每天静脉滴注 1 次；或强的松 60 ~ 80 mg，每天晨起顿服。

（2）脱水剂：20% 甘露醇 250 ~ 500 mL，每天静脉滴注 1 次，滴速为 1 min 滴 10 mL。

（3）神经营养剂：如维生素 B_1、B_{12} 及 ATP 等。

（4）中枢神经兴奋剂：如胞二磷胆碱 200 ~ 300 mg，每天静脉滴注 1 次，或吡硫醇 100 ~ 200 mg，每天口服 3 次，或舒脑宁 2.5 mg，每天口服 2 次。

2. 一旦确诊尽快手术

蝶鞍区肿瘤压迫所致的视交叉综合征一旦确诊，应尽快转脑外科手术摘除肿瘤。

六、海绵窦综合征（Flix 综合征）

海绵窦综合征又名海绵窦神经痛综合征，多见于青壮年患者，为海绵窦及其周围病变所引起的临床症候群。应注意与外伤性颈动脉海绵窦瘘综合征相鉴别。

（一）病因

多数病例与感染有关，为海绵窦原发病灶或附近或全身化脓性感染迁徙病灶所引起。部分病例由海绵窦侧壁肿瘤、蝶骨肿瘤、颅内血管瘤压迫所致。

（二）临床表现

1. 眼部表现

（1）眼部及眶部剧烈疼痛。

（2）眼球突出，眼睑及球结膜高度水肿，角膜知觉减退。

（3）累及动眼神经、滑车神经及外展神经，引起全眼肌麻痹，眼球呈固定位。

（4）急性期眼底可见视盘水肿，晚期常导致视神经萎缩。

2. 全身表现

（1）感染引起者可有发热及感染史。

（2）可出现耳后水肿，患侧颈外静脉怒张。

（3）病变累及舌咽神经时，伸舌常偏向患侧。

（三）急诊处理

1. 抗感染治疗

炎症所致的海绵窦综合征主要是抗感染治疗。

（1）抗生素：可静脉应用青霉素或第三代头孢菌素类，以控制炎症。

（2）肾上腺皮质激素：在应用抗生素的同时、静脉应用地塞米松或口服强的松，有助于炎症消退。

2. 脑外科手术治疗

肿瘤或新生物所致的海绵窦综合征，主要行脑外科手术治疗。

七、眼鼻睫状神经综合征（Charlin 综合征）

眼鼻睫状神经综合征发病以成年人多见，由于症状多表现为眼眶疼痛，且眶上切迹处常有压痛点，临床上极易误诊为眶上神经痛。本病经治疗预后良好。

（一）病因

多认为与三叉神经鼻支、鼻睫状神经、筛前神经及其周围组织的炎症有关。局部慢性炎症使组织肿胀，压迫或刺激鼻睫状神经所致。偶有颅前凹左侧血管瘤引起本征者。

（二）临床表现

1. 眼部表现

（1）多单眼发病，眼及眼眶部剧烈疼痛，疼痛可持续数小时至数天，不易缓解。

（2）眼部疼痛症状与眼部体征不符，在眶上切迹处有明显的压痛点。

（3）可有眼睑水肿、结膜充血或睫状充血、结膜炎、角膜炎、虹膜炎等。

2. 全身表现

（1）常伴有同侧头痛，重者有恶心、呕吐等症状。

（2）在患眼同侧常有鼻炎、鼻内分泌物增多、鼻甲肥大等体征。鼻翼区常伴剧烈疼痛。

（三）急诊处理

1. 抗感染治疗

全身应用抗生素。

2. 止痛疗效

鼻腔滴入 1% 地卡因和 1% 麻黄素可止痛。

3. 维生素类药物

如肌肉注射维生素 B_1、维生素 B_{12}。

4. 眼部对症治疗

局部应用抗炎剂和扩瞳剂等。

5. 手术治疗

一旦确诊为颅内肿瘤所致者，应请脑外科会诊，行手术摘除肿瘤。

第二节　血管系统综合征

一、Terson 综合征

Terson 综合征即脑蛛网膜下腔出血综合征，多见于年轻人，发病急骤，病情严重。伴眼底出血可协助诊断蛛网膜下腔出血，同时亦是本病预后不良的指征。

（一）病因

以先天性颅内动脉瘤为最常见，高血压及脑动脉硬化相对少见。脑血管破裂血液进入蛛网膜下腔，颅压、血压急剧升高，颈动脉压升高而眶静脉回流不畅，以致毛细血管静脉远端破裂引起眶内、眼底出血和玻璃体积血。

（二）临床表现

1. 眼部表现

（1）剧烈头痛可伴眼及眼眶疼痛。

（2）有程度不等的视力下降，眼底出血严重或玻璃体积血量大时视功能破坏较重。

（3）瞳孔大小不等，对光反射迟钝。

（4）眼球运动受限，多累及单侧动眼神经，常提示颈内动脉 – 后交通动脉及附近动脉瘤破裂。外展神经亦可受累。

（5）眼底检查可见视盘周围出血，视网膜前出血及玻璃体积血。10% 病例可因视神经鞘内出血引起视盘水肿。

2. 全身表现

（1）发病突然，出现剧烈头痛、恶心、呕吐等脑膜刺激症状，患者短暂意识不清甚至昏迷。

（2）部分病例出现精神症状，可伴有头昏、眩晕、颈背及下肢疼痛，常提示前交通动脉及大脑前动脉动脉瘤。

（3）患者可有早期肢体轻瘫或感觉异常，数天后出现偏瘫是继发性脑动脉痉挛所致。

（4）脑脊液检查可发现脑脊液压力增高，呈血性，镜检可见大量红细胞。

（5）脑血管造影可明确动脉瘤及脑血管畸形情况，对本病的诊断及预后均有重要价值。

（三）急诊处理

1. 及时请神经科、会诊

大量蛛网膜下腔出血会随时危及生命，应及时请神经科、会诊，必要时行手术治疗。

2. 玻璃体积血

①球后或结膜下注射尿激酶 100 ~ 500 U，每日或隔日 1 次。②玻璃体内注射尿激酶 500 U。③闭合式玻璃体切割术。④静脉滴注复方丹参注射液 16 ~ 20 mL 或脉络宁注射液 20 ~ 30 mL。

二、青光眼颜面血管瘤综合征（Sturge-weber 综合征）

青光眼颜面血管瘤综合征又名脑眼颜面血管瘤病，亦称斯特季－韦伯病，其特征为颜面部血管瘤、同侧脑血管瘤、眼脉络膜血管瘤及继发青光眼。

（一）病因

本病属遗传性疾病，多为常染色体显性遗传，有报道部分患者第 22 对染色体呈三体异型。部分病变如皮肤改变出生后即可显现，其他症状则可逐渐发生。

（二）临床表现

1. 眼部表现

（1）视力下降及视野缺损，多发生于继发青光眼及眼底病变之后，部分患者由于脑部病变引起偏盲。

（2）眼痛伴头痛，眼压升高，系脉络膜血管瘤引起的继发性青光眼所致。

（3）眼底检查可见视神经萎缩、神经胶质瘤、脉络膜血管瘤以及继发性视网膜脱离等。

（4）眼球突出、结膜血管瘤、虹膜异色、巩膜表面血管瘤及血管扩张。

2. 全身表现

（1）面部血管瘤，多沿三叉神经分布区出现暗红色或葡萄色血管扩张，或呈海绵状血管瘤，单侧多见，可延及鼻咽部及口腔。

（2）神经症状主要为癫痫发作，出现暂时性瘫痪，多次发作后可造成永久性偏瘫及偏盲。抽搐多发生在 1 岁以内。

（3）部分患者可出现精神障碍及智力低下。

（4）脑血管造影可显示颅内血管瘤，颅骨平片常可发现颅内钙化斑，呈双轨道形并与脑回外形一致，为本病特点。

（三）急诊处理

1. 青光眼的治疗

（1）药物治疗：局部应用缩瞳剂控制眼压。

（2）手术治疗：①可行滤过性手术，如改良式小梁切除术，术中电凝深层巩膜，以防小梁切除时出血。②前房角激光凝固术，用激光击射睫状体和虹膜根部扩张、迂曲、增生的血管，使之收缩成白线，解除房角闭塞。

2. 深部 X 射线照射

颜面部血管瘤可行深部 X 射线照射。

三、颈动脉海绵窦瘘综合征（Pulsating Exophthalmos 综合征）

颈动脉海绵窦瘘综合征又名搏动性眼球突出，多见于颅脑外伤后，为颈内动脉与海绵窦异常交通后出现的一组病征。以进行性搏动性眼球突出、眼眶及头部疼痛、眼球固定等为主要特征。

（一）病因

多发生于头部外伤特别是颅底骨折之后，少数患者为自发性。近年来有报道部分病例为医源性，见于颈内动脉、三叉神经等术后。颈内动脉血被盗于海绵窦后，由于眼动脉灌注压不足可使视网膜缺血，同时海绵窦高压血流沿眼上静脉流向前方眶内引起本病。

（二）临床表现

1. 眼部表现

（1）眼痛头痛：常见于本病早期，主要局限于眼眶部。与局部或脑膜血管极度扩张及三叉神经受扩张的海绵窦壁牵拉有关，晚期可逐渐减轻。

（2）搏动性突眼：患侧眼球向前突出，并有与脉搏一致的眼球跳动。

（3）球结膜高度充血水肿；严重者结膜可突出睑裂之外，引起睑裂闭合不全，最终导致暴露性角膜炎。

（4）眼球运动障碍：由于第Ⅲ、Ⅳ、Ⅵ对脑神经受到扩张的海绵窦病变的影响而出现眼球运动障碍。

（5）视力障碍：由于视神经及视网膜缺血、长期突眼所致的角膜混浊、眼底出血及继发青光眼引起视力下降。

2. 全身表现

（1）颅内杂音：为最多见的症状，犹如机器轰鸣，连绵不断，在心脏收缩期明显增强。在眼眶部、乳突部、额部及颞部极易听到。

（2）头痛：本病早期常发生剧烈头痛，随着病程的迁移头痛可逐步减轻。

（3）鼻出血及颅内出血：可由于鼻腔内及颅内静脉破裂所引起。鼻出血量较大时可引起出血性休克。

（4）脑血管造影、眼眶部及头颅 CT 检查、放射性核素脑血流图检查可发现异常。

（三）急诊处理

一旦确诊，请脑外科医师会诊并行手术治疗。近年来多采用经股动脉或眼上静脉插管置入可脱性球囊栓塞瘘口。

四、上腔静脉阻塞综合征（Superior Vena Cava综合征）

上腔静脉阻塞综合征是由于上腔静脉及两侧头臂静脉明显受阻，致使血液回流受阻而引起的一组病征。

（一）病因

最常见的原因是胸腔内恶性肿瘤，例如原发性纵隔肿瘤、淋巴瘤、转移性肿瘤，少见原因为结核病、纵隔肉芽肿、主动脉瘤、特发性纵隔纤维化及甲状腺肿瘤等。上腔静脉阻塞后，患侧动脉、静脉及毛细血管系统压力增高，血管通透性增加，引起全身及局部静脉瘀血。

（二）临床表现

1. 眼部表现

（1）视力下降：早期常由于视网膜出血、黄斑水肿所致，晚期继发青光眼可引起严重视功能障碍。

（2）眼痛、眼胀：多由于眼压升高所致。

（3）球结膜充血、水肿，可见结膜血管扩张、迂曲。

（4）眼底后极部出现出血斑，水肿，静脉血管迂曲、扩张，晚期眼底可见新生血管形成。

2. 全身表现

（1）患者出现头痛、晕厥、耳鸣及嗜睡等症状。

（2）由于肺静脉瘀血，常伴呼吸困难，患者常被迫采取端坐体位以缓解症状。

（3）面部、颈部及上部躯干可见境界清楚的紫绀及水肿。

（4）部分病例伴鼻出血、声音嘶哑、吞咽困难等。

（三）急诊处理

1. 治疗原发病

（1）化学药物治疗：对纵隔肿瘤、淋巴瘤、结核病效果较好，对其他胸腔肿瘤可有一定疗效。

（2）放射治疗：可治疗胸腔恶性肿瘤，但治疗主动脉瘤时要小心，避免血管破裂。

（3）手术治疗：纵隔肉芽肿、甲状腺肿瘤可行手术切除。而胸腔恶性肿瘤手术治疗效果不佳。

2. 对症治疗

可应用利尿剂减轻水肿，缓解症状。

第三节　内分泌系统综合征

一、Kimmelstiel-Wilson综合征

Kimmelstiel-Wilson综合征亦称糖尿病性肾小球硬化综合征，或糖尿病高血压肾病综合征。主征为糖尿病、高血压、毛细血管或肾小球硬化或肾小球透明变性以及视网膜病变。

（一）病因

病因不明，与毛细血管病变及肾小球损害有关。

（二）临床表现

1. 眼部表现

（1）糖尿病性眼肌麻痹、白内障、青光眼、玻璃体积血。

（2）视网膜毛细血管瘤、出血、渗出，黄斑区呈星芒状渗出，动静脉交叉压迫征，新生血管形成，增生性视网膜病变，视网膜脱离. 视盘水肿。

2. 全身表现

（1）高血压。

（2）糖尿病性肾病、血尿、糖尿、蛋白尿。

（3）肾功能衰竭、BUN增高、末梢神经炎、昏迷。

（三）急诊处理

1. 治疗原发病

根据血糖定量，应用胰岛素或优降糖等降血糖药物控制血糖。

2. 治疗眼部病变

主要治疗糖尿病所致的眼部并发症。

3. 对症治疗

控制高血压，改善肾功能，纠正肾功能衰竭。

4. 请内分泌科医师会诊，协助治疗。

二、弥漫性毒性甲状腺肿（Graves 综合征）

弥漫性毒性甲状腺肿亦称突眼性甲状腺肿。特点为甲状腺功能亢进，交感神经兴奋，眼球突出，新陈代谢亢进。

（一）病因

本病为常染色体隐性遗传。多发于女性（女：男为 4：1）。可为原发性甲状腺增生，也可因精神创伤、感染或垂体病变引起促甲状腺素分泌过多而发病。多数学者认为它是一种自身免疫性疾病。

（二）临床表现

1. 眼部表现

（1）双侧眼球突出，双侧眼压增高、眼血液回流障碍。

（2）恩罗特征，即眼睑水肿。

（3）睑裂过大，凝视现象，有受惊的眼部表情。

（4）上睑退缩，迟滞现象。

（5）重症患者睑裂闭合不全，并发角膜溃疡、角膜溃疡穿孔。

（6）轻度闭睑时眼睑震颤，极度向外侧注视时固定困难。

（7）视疲劳，瞬目作用减弱、次数减少，双眼瞳孔不等大。

（8）辐辏功能降低。

（9）巴累特征：眼肌麻痹，表现为复视及眼球运动受限，眼肌病变时，早期水肿，晚期发生变性及纤维化，限制眼球运动。

（10）视网膜血管迂曲，视网膜水肿、出血及视盘水肿和萎缩。

2. 全身表现

（1）甲状腺肿大。

（2）基础代谢增高，消瘦。

（3）神经过敏，精神紧张、不安，微细肌肉震颤。

（4）心动过速，中毒性心肌炎，心房纤颤，多汗，失眠。

（三）急诊处理

1. 治疗原发病

①可应用甲巯咪唑等抗甲状腺药物治疗。②放射性 131 碘治疗。③有条件时可行手术切除甲状腺。

2. 治疗眼部病变

①眼球突出、眼睑闭合不全时，局部涂大量抗生素眼药膏或素高捷眼药膏，必要时行睑裂缝合，以预防或治疗暴露性角膜炎。②应用大剂量肾上腺皮质激素治疗眼肌麻痹、视盘和视网膜水肿。③对严重病例，如恶性突眼，可考虑经鼻旁窦或经额部行眼眶减压术。

三、Hand-Schuller-Christian 综合征

Hand-Schuller-Christian 综合征亦称非内脂性网状内皮增殖综合征、突眼尿崩骨发育不全综合征、黄色瘤等；本病多见于小儿，成人较少发病。

（一）病因

本综合征是朗格汉斯细胞组织细胞增生症的一种类型，即组织细胞增生症 X 的一种。目前原因尚不十分清楚，可能与类脂质代谢紊乱、免疫紊乱及某种感染有关。近年来认为，本病可能由于抑制性 T 淋巴细胞缺陷所致。

（二）临床表现

1. 眼部表现

（1）眼球突出：约 1/3 患者出现眼球突出，常为双侧性，但可一侧较明显，主要为眶内黄色瘤病变增殖，将眼球向前外推移。

（2）由于黄色瘤的压迫，早期发生视盘水肿，晚期发生视神经萎缩。

（3）可见眼肌麻痹、睑裂闭合不全、暴露性角膜炎及视力减退等。

2. 全身表现

（1）颅骨缺损：出现最早，也最常见，可为单发性或多发性。颅骨缺损处的外面头皮下可触及软组织结节。X 射线检查可见地图样颅骨缺损。下颌骨、长骨、肋骨、脊柱、骨盆均可发生缺损，

（2）尿崩症：约有 1/2 患者表现为烦渴、多饮、多尿、生长发育障碍、肢端肥大等，多因垂体后叶、视丘下部发生浸润性病变，或因蝶鞍破坏，垂体受压所致。

（3）皮肤病变：全身广泛散在小而扁平的黄色斑丘疹，头皮上可见黄色痂皮。

（4）其他：肺部受累时可有咳嗽、气喘等呼吸道症状，肺野可见纤维化网状阴影。肝、脾、淋巴结肿大，白细胞增加，贫血等。

（三）急诊处理

（1）应用肾上腺皮质激素、抗肿瘤药物、抗生素、放射治疗等有一定效果。

（2）请儿科医师会诊，协助治疗。

（3）应用大量抗生素眼药膏或素高捷眼药膏涂眼、预防和治疗暴露性角膜炎。

第十一章　全身疾病的眼科表现

第一节　内科疾病

一、动脉硬化与高血压

（一）动脉硬化性视网膜病变

动脉硬化一般包括老年性动脉硬化、动脉粥样硬化、小动脉硬化等。老年性动脉硬化多发生在50～60岁，为全身弥漫性动脉中层玻璃样变性和纤维样变性。动脉粥样硬化主要损害大动脉和中动脉，也可累及小动脉、冠状动脉和脑动脉。眼动脉较少累及，有时可见于视网膜中央动脉视神经内段、视盘筛板区及视盘附近的主干动脉。小动脉硬化是对血压缓慢而持续升高的一种反应性改变，常与高血压同时存在。

眼底表现：眼底所见的视网膜动脉硬化，为老年性动脉硬化和小动脉硬化。在一定程度上，反映了脑血管和其他血管系统的情况。主要表现为：①视网膜动脉弥漫性变细，弯曲度增加，颜色变淡，动脉反光带增宽，血管走行平直。②动静脉交叉处可见静脉隐蔽和静脉斜坡现象，血管走行平直。③视网膜特别是后极部可见渗出和出血，一般不伴有水肿。

视网膜动脉硬化分级：

Ⅰ级：小动脉反光带增宽，轻度或无动静脉交叉征。

Ⅱ级：小动脉反光带明显增宽和较明显的动静脉交叉征。

Ⅲ级：铜丝样动脉和明显的动静脉交叉压迫改变。

Ⅳ级：银丝样动脉和严重的动静脉交叉压迫改变。

（二）高血压性视网膜病变

原发性高血压分为缓进型（良性）和急进型（恶性）。70%有眼底改变，眼底改变与年龄、病程长短有关。年龄愈大，病程愈长，眼底改变的发生率愈高。

1. 缓进高血压

视网膜动脉对高血压的反应是血管痉挛、变窄、血管壁增厚，严重时出现渗出、出血和棉绒斑。临床上根据病变进展和严重程度将高血压分为四级：

Ⅰ级：主要为血管收缩变窄。视网膜动脉普遍轻度变窄，特别是小分支，动脉反光带增宽，有静脉隐蔽现象，在动静脉交叉处透过动脉看不到其下的静脉血柱。

Ⅱ级：主要为动脉硬化。视网膜动脉普遍和局限性缩窄，反光增强，呈铜丝或银丝状，动静脉交叉处静脉表现为：偏移（Salus征），远端膨胀（静脉斜坡）或被压成梭形（Gunn征），并可呈直角偏离。

Ⅲ级：主要表现为渗出，可见棉绒斑、硬性渗出、出血及广泛微血管改变。

Ⅳ级：Ⅲ级改变加视盘水肿，以及动脉硬化的各种并发症。

2. 急进高血压

急进高血压多见于 40 岁以下青年。由于视网膜动脉自动调节失去平衡，血 - 视网膜屏障破坏，血浆和血液有形成分进入视网膜造成视网膜水肿、出血及渗出。最主要改变为视盘水肿和视网膜水肿，称为高血压视神经视网膜病变。同时可见视网膜火焰状出血、棉绒斑、硬性渗出以及脉络膜梗死灶（Elschnig 斑）。

本病应积极治疗控制高血压病。如果及时治疗、去除病因、降低血压，早期的眼底病变可逐渐消退。如未得到及时治疗，晚期视网膜动脉呈银丝状或完全闭塞，视网膜因缺血导致视盘和视网膜新生血管形成。

二、糖尿病

糖尿病是以糖代谢紊乱为主的全身性疾病。2011 年国际糖尿病联盟主席穆班亚指出：中国人群发病率约 6% ~ 7%，超过世界平均水平 6.4%。糖尿病引起的眼部并发症很多，包括糖尿病视网膜病变（DR）、白内障、晶状体屈光度变化、虹膜睫状体炎、虹膜红变和新生血管性青光眼等。其中 DRP 是糖尿病最严重的并发症之一，其发生率与糖尿病的病程、发病年龄、遗传因素和控制情况有关。

（一）糖尿病性视网膜病变（DR）

视网膜微循环异常是 DR 的基础。在病变早期，一般无眼部自觉症状。随病变发展，可引起不同程度的视力障碍、视物变形、眼前黑影飘动以及视野缺损等症状，最终可失明。

1. 分类

（1）单纯性（非增殖性）DR：主要表现：①微动脉瘤，是临床上最早出现的比较确切的 DR 体征。位于视网膜内核层，小圆点状，常先出现于眼底后极部，尤其在黄斑区，多分布在颞侧。②视网膜内出血，位于毛细血管静脉端，视网膜深层，呈圆形斑点状或火焰状。③硬性渗出，位于视网膜内丛状层和内核层之间。呈蜡黄色点片状，边界比较清楚。最常见于后极部。硬性渗出环的中心含有微动脉瘤。累及黄斑部时可出现大片星芒斑。黄斑部的硬性渗出也是影响视力的重要原因。④视网膜水肿，初期水肿位于外丛状层和内核层之间，进一步累及内丛状层和神经纤维层，最后达视网膜全层。临床上表现为视网膜肿胀变厚，呈不透明外观，黄斑水肿表现为囊样，荧光血管造影能清楚显示黄斑拱环扩大。

随病程和视网膜缺血的发展，血管变化更为明显，如静脉呈串珠状或腊肠状，动脉变窄类似于分支动脉阻塞；出现棉绒斑；视网膜内微血管异常；这些预示将有新生血管形成，因此也称为增殖前期 DR。

（2）增殖性糖尿病视网膜病变（PDR）：最主要标志是新生血管形成，可发生在视盘上或其附近，也可在视网膜，主要沿血管弓生长。新生血管位于视网膜表面，多数突出于内界膜之外与玻璃体接触。表现为视网膜大血管附近卷曲的细血管网。在多数患眼，没有玻璃体后脱离，新生血管与玻璃体皮质相粘连，并长入玻璃体，其周围有纤维增生。这种粘连和新生血管膜收缩，能引发牵拉性视网膜脱离。新生血管还是引起出血的主要原因，包括视网膜前出血和玻璃体出血。

中度或重度的视盘新生血管，伴或不伴有玻璃体出血；轻度视盘或盘周新生血管，伴有玻璃体出血或视网膜前出血，也是 PDR 的高危因素。下面列出了 DR 分期标准（表 11-1）。

表 11-1　DR 分期标准

型期	视网膜病变
单纯型	
Ⅰ	以后极部为中心出现微血管瘤和小出血点
Ⅱ	出现黄白色硬性渗出及出血斑
Ⅲ	出现白色棉绒斑和出血斑
增殖型	
Ⅳ	眼底出现新生血管或有玻璃体出血
Ⅴ	眼底出现新生血管和纤维增殖
Ⅵ	眼底出现新生血管和纤维增殖，并发牵拉性视网膜脱离

2. 治疗

（1）单纯性 DR 早期，应每年做眼科检查。尽量控制好血糖水平及糖尿病的并发症。对有广泛视网膜缺血以及增殖前期病变，应积极进行眼科治疗，采用局部视网膜光凝治疗。光凝的基本作用是将缺血区和视网膜中周部需氧量最高的外层视网膜灼伤成瘢痕，使后极部及内层得到较多氧的供应，防止因缺血而产生血管内皮生长因子。对黄斑水肿可采用格栅样光凝。

（2）对 PDR 的治疗可采用：①广泛视网膜光凝术，但已有广泛新生血管膜或牵拉者，效果有限。②手术治疗，采用玻璃体手术或眼内光凝等技术，治疗新生血管膜引起的玻璃体出血和牵拉性视网膜脱离，以及对光凝无效的慢性黄斑水肿。手术后应补充视网膜光凝，以挽救视力。

（二）糖尿病性白内障

参阅晶状体病。

（三）屈光不正

血糖升高时，患者由正视可突然变成近视，或原有的老视症状减轻，发病机制为血糖升高使房水渗入晶状体，晶状体变凸，屈光度增加。血糖降低时，又可恢复为正视眼，或阅读时又需要戴老花镜。

（四）虹膜睫状体炎

虹膜睫状体炎多见于青少年性糖尿病。

（五）虹膜新生血管和新生血管性青光眼

糖尿病虹膜新生血管的发生率为 1%～17%，而在 PDR 可高达 65%。原因是广泛的视网膜缺血，诱发血管内皮生长因子，刺激虹膜及房角新生血管产生。表现为虹膜上出现一些细小弯曲不规则的新生血管，多位于瞳孔缘，并发展到虹膜周边部。房角的新生血管阻塞小梁网，或产生粘连，引起继发性青光眼。

（六）眼球运动神经麻痹

糖尿病是其常见原因，可出现眼外肌运动障碍和复视。一般可逐渐恢复。

三、肾脏疾病

肾小球肾炎分为急性和慢性肾小球肾炎。前者多发生于儿童，男性多于女性；后者可发生于任何年龄，但以中青年为主，男性居多。两者均可引起眼部变化。

急性肾小球肾炎又可分为局灶性和弥漫性。局灶性肾小球肾炎常无高血压眼底改变。弥漫性肾小球肾炎，在不同阶段都存在高血压，少数患者有持续性高血压，除表现为眼睑水肿外，常伴有因高血压引起的眼底改变，包括视网膜血管痉挛、视网膜出血和渗出等。这些病变为可逆性，可因疾病的痊愈而恢复正常。

慢性肾炎 50% 以上有眼部改变，伴有肾功能不全者约 75%。尿毒症几乎全部有眼底改变，为高血压性视网膜病变和贫血性眼底改变。表现为：视网膜动脉细，呈铜丝状或银丝状，视网膜动静脉交叉压迹，静脉迂曲扩张；视网膜弥漫性灰白色水肿、硬性渗出；视网膜出血和棉绒斑以及视盘充血水肿。病情进展快而严重者可有视盘视网膜病变，甚至渗出性视网膜脱离。眼底出现视网膜动脉功能性收缩、视网膜水肿、渗出，表示病程长久。这些病变在全身病变好转后，可逐渐缓解。本病预后差，当出现视盘水肿和棉绒斑时，预后更差。

慢性肾功能不全时还可出现角膜带状变性和白内障；肾透析者视网膜水肿明显；肾脏移植患者因糖皮质激素和其他免疫抑制剂的使用，可发生白内障和巨细胞病毒感染综合征等。

四、感染性心内膜炎

感染性心内膜炎可出现眼睑和皮下小瘀血点或出血斑，其中心部常呈灰白色，球结膜下点状、线状或火焰状出血点，虹膜睫状体炎或转移性眼内炎。可发生视网膜中央动脉阻塞。出现脓毒性视网膜炎时，视盘附近有视网膜出血和渗出，出血大小形状不一；渗出多为圆形或椭圆形白点状，单独存在或位于出血斑中央，称为 Roth 斑。视盘水肿一般不超过 3D。

五、血液病

(一)贫血

可出现视力下降、视力疲劳或视野缺损等症状,结膜苍白。眼底的改变取决于各种贫血的严重程度、起病的急缓和个体反应。轻度贫血眼底可正常,如果血红蛋白浓度或红细胞计数降低到正常的30% ~ 50%,则可出现眼底改变。最常见的体征是视网膜出血,通常呈火焰状或圆点状,也可为线状或不规则状,多位于后极部。视网膜血管颜色变淡,动脉管径正常或稍细,静脉迂曲扩张、色淡。视网膜有棉绒斑,偶尔可见硬性点状渗出。视网膜水肿表现为眼底色淡或视网膜呈雾状混浊,可局限在后极部或整个视网膜,视盘色淡水肿。恶性贫血可出现视神经病变或视神经炎外观,或表现为视神经萎缩,可致失明。

(二)白血病

可引起视力下降或失明,偶有视野缺损、夜盲和眼球突出。

1. 眼底改变

视网膜出血,典型的 Roth 斑,视网膜深层点状出血或浅层火焰状出血,也可见视网膜前出血。视网膜结节状浸润,多见于白细胞大量增加并有不成熟的白细胞患者,是预后不良的指征。视网膜血管改变,静脉血管迂曲、扩张、有白鞘。慢性白血病患者周边视网膜可见微血管瘤,少数有周边血管闭塞和新生血管。视盘水肿、出血。视网膜水肿渗出较少见,可出现黄斑硬性星芒状渗出或棉绒斑。因白细胞浸润使视网膜由正常的橘红色变为橘黄色、苍黄色甚至苍绿色。

积极进行全身治疗,可行化疗、放疗及选择骨髓移植。支持疗法,如输血、输血小板等,以及应用各种维生素等。白血病眼底改变在一定程度上可反映患者的全身情况,可随全身病情的好转和恶化而改善或加重,但常与生命预后无密切关系。

2. 眼眶浸润

眼眶浸润多发生于幼儿。急性粒细胞性白血病,因眶内组织受白血病细胞浸润,造成眼球突出、眼球运动障碍、上睑下垂、结膜充血水肿等,在眶缘可触及坚硬的肿物,称为"绿色瘤"。眼眶浸润提示病情严重,预后不良。

3. 眼前段浸润

眼前段浸润多见于淋巴细胞性白血病,也可见于粒细胞性或单核性。临床表现类似急性虹膜睫状体炎。

4. 其他

角膜溃疡、玻璃体混浊、继发性青光眼及眼前段缺血等较少见。

(三)真性红细胞增多症

当红细胞数超过(600 ~ 630)万 /mm^3 以上,或血红蛋白超过 170 g/L 以上时,可出现眼部改变。视力正常或短暂模糊,夜视力障碍,视野缺损,可有闪光感、飞蚊症、畏光、视力疲劳及复视等症状。视网膜血管改变包括:静脉迂曲扩张,呈紫红色或紫黑色;动脉管径扩大;视网膜出血、渗出较少见,出血多为浅层。严重者可发生视网膜中央或分支静脉阻塞。视盘充血水肿,大多为颅内压增高所致。其他改变包括:眼睑呈紫红色;结膜血管扩张充盈,可见小出血点;浅层巩膜血管扩张;虹膜血管扩张,组织变厚,隐窝和皱襞变浅或变平等。

(四)血内蛋白异常

血内蛋白异常又名异型蛋白血症,特征是血浆中存在异常球蛋白,导致血黏度增高,视网膜血流缓慢,造成组织缺血、缺氧、出血、渗出等改变。眼部表现为球结膜血管扩张、迂曲和球结膜下出血。视盘水肿,视网膜静脉扩张、迂曲,呈节段状,动静脉比例可为 1:4。静脉变暗,毛细血管扩张,可有微血管瘤,晚期有新生血管。视网膜有出血、渗出。

病因治疗,降低血黏度,当血黏度恢复正常时眼底改变亦可恢复。

（五）血小板减少性紫癜

当血小板数量降低至 5 万 /mm³ 以下时即有出血倾向。眼部表现为视网膜出血和视盘水肿。

（六）视网膜脂血症

视网膜脂血症发生在血中脂肪量增加超过 3.5% 时，并可出现眼底改变，而当血脂低于 2.5% 时眼底改变可恢复。眼病改变为视网膜血管为橙黄、黄色、黄白色甚至乳白色。动脉血管壁反光消失或弥散，视网膜水肿、渗出等。

（七）弥漫性血管内凝血

眼部表现为双眼浆液性视网膜脱离和黄斑脉络膜出血，严重者可有玻璃体出血。

六、结核病

结核病可以累及除晶状体以外的眼部所有组织。

（一）眼眶结核

眼眶结核少见。常发生于 40 ～ 50 岁。分为原发性和继发性。后者是由于泪囊、眼球、视神经、鼻窦等感染所致。患部有疼痛感、流泪和眼球突出等症状。眼睑和球结膜水肿；睑外翻；眶骨壁上下缘隆起，晚期形成冷脓肿并有瘘管和死骨形成。对形成脓肿者，早期可切开引流，取出死骨，搔刮窦道。对睑外翻者，可行矫行手术。

（二）眼睑结核

眼睑结核由眼睑皮肤损伤直接感染，或体内结核灶蔓延及经血液传播而成。初期表现为大小不等的圆形结节，以后逐渐形成溃疡和瘘管，经久不愈。溃疡痊愈后常形成瘢痕引起睑外翻。局部治疗的目的是杀灭细菌，促进愈合。可用 3% 硼酸软膏、5% 白降汞或紫外线照射、局部病灶切除等。

（三）泪器结核

泪器结核以结核性泪腺炎多见。

（四）结膜结核

结膜结核较少见。多为青年人，常为单眼。因患者的免疫状态不同而有各种表现：①结核瘤，开始表现为急性结膜炎，急性期后表现为结核灶。②结核寻常狼疮，少见，病变处结核一致性增厚，可见红斑，红斑中可见小溃疡。③疱疹性结膜炎，对以上局部病变可行切除、烧灼或紫外线照射。

（五）角膜结核

角膜结核多继发于邻近组织病灶。年轻女性多见，易反复发作。临床表现为：①结核性角膜溃疡，类似于匐行性角膜溃疡。②角膜基质炎，最常见。③疱性角膜炎。④深层中央角膜炎，与病毒性盘状角膜炎相似。治疗方法为局部应用链霉素、黄降汞眼膏及散瞳。

（六）巩膜结核

巩膜结核多继发于邻近病灶，也可因对结核蛋白过敏而发生。表现为巩膜外层炎、巩膜炎、前巩膜炎及后巩膜炎。

（七）结核性葡萄膜炎

结核性葡萄膜炎是内因性葡萄膜炎的原因之一。可表现为结核性虹膜睫状体炎、结核性脉络膜炎、慢性结核性全葡萄膜炎。

（八）视网膜结核

视网膜结核较少见。可能是全身粟粒状结核的一部分，或从邻近组织继发。男性常见。表现为：①视网膜结核结节，和脉络膜结核同时存在。②结核性视网膜炎，可见黄白色渗出病灶及出血，静脉扩张等。③结核性视网膜静脉周围炎。④结核性视网膜动脉炎，罕见，视网膜动脉上可见白色渗出物及结核性脉络膜炎的表现。

七、维生素缺乏

（一）维生素 A 缺乏

维生素 A 缺乏可发生角膜软化症。

（二）维生素 B_1 缺乏

维生素 B_1 缺乏可发生脚气病，70% 伴有眼部异常，角膜上皮改变可表现为干眼，严重时视神经萎缩，视力丧失。

（三）维生素 B_2 缺乏

维生素 B_2 缺乏表现为酒糟鼻性角膜炎，角膜缘周围新生血管形成，晚期整个角膜被浅层或深层的新生血管侵袭。可有脂溢性睑缘炎和结膜炎等。

（四）维生素 C 缺乏

维生素 C 缺乏眼睑、结膜、前房、玻璃体、视网膜和眼眶等部位都可发生出血。

（五）维生素 D 缺乏

维生素 D 缺乏常见于 3 岁以下婴幼儿。可引起眼球突出、眼睑痉挛、屈光不正和低钙性白内障。但如摄入过量，可出现角膜带状混浊等。

八、结节病

结节病是一种多系统损害的慢性肉芽肿性疾病，累及肺、肝、中枢神经系统和皮肤等器官。多见于 20 ~ 40 岁。20% ~ 50% 可出现眼部并发症。以葡萄膜炎最多见，多为慢性肉芽肿性，也可为急性或慢性非肉芽肿性。视网膜和脉络膜上可见黄白色结节、静脉血管旁白鞘、黄斑囊样水肿及视盘水肿。眼睑皮肤、眼眶、睑结膜和球结膜结节、泪腺肿大等。也可发生干眼症。

九、甲状腺疾病（Graves 病）

Graves 病是患有弥漫性毒性甲状腺肿、浸润性眼病和浸润性皮肤病的一种综合征。眼部主要表现为上眼睑退缩、上眼睑迟落、上眼睑下垂、突眼、暴露性角膜炎、角膜干燥和感染、眼压增高、视神经损害等。眼征出现在甲亢患者时，一般称为 Graves 眼病。若 Graves 眼征出现于临床上无甲亢，也无甲亢病史的患者，则称为眼型 Graves 病。

首要的治疗是应控制甲状腺功能亢进，眼部症状轻者可观察，重者需用免疫抑制剂治疗，大剂量的类固醇激素可以控制进行性突眼，放疗或手术治疗。

十、甲状旁腺疾病

眼部表现为眼睑痉挛、晶状体皮质混浊等。治疗为补充钙盐生素 D、二氢速甾醇可防止晶状体混浊进一步发展。

第二节　外科疾病

一、颅脑外伤

常由于外伤部位、暴力的程度、受伤方式不同而出现不同的眼部表现。

（一）硬脑膜外血肿

常见于顶骨或颞骨骨折，以脑膜中动脉主干损伤产生的颞部血肿最多。如不及时手术可导致死亡。本病的一个重要体征为瞳孔改变。外伤后几分钟，同侧眼瞳孔缩小，持续数分钟；然后瞳孔开大，1 ~ 2 h 后呈高度僵直性开大。此时多可挽救患者生命。如果一侧或双侧瞳孔开大，僵直达 30 min 以上，很少有存活。此外眼部还可为表现为眼球运动神经麻痹。幕上硬脑膜外血肿合并广泛脑挫裂伤时，可见视网膜前出血。

（二）硬脑膜下血肿

多因外伤引起颅内小静脉的破裂所致。可分为急性、亚急性和慢性。眼部表现为同侧瞳孔开大；轻度的颅脑损伤患者眼底多无变化，重者常出现轻度视盘水肿、视网膜水肿、静脉充盈等变化；眼球运动神经麻痹。

（三）颅底骨折

双侧眼睑、结膜、眼眶皮下瘀血。颅前凹骨折可有眼球突出或眼眶皮下血肿。

（四）颅骨骨折

常同时伴有视神经管骨折。骨折片可压迫视神经引起失明。患者在受伤时常处于昏迷或衰竭状态下，易忽略眼部体征，最终发生视神经萎缩。因此，对颅脑损伤者应特别注意双侧瞳孔的改变。如发现一侧瞳孔直接对光反射消失，间接对光反射存在，则表明该侧视神经受损，应及时做 X 线或 CT 检查，发现视神经管骨折可考虑手术。

（五）视路损伤

严重颅脑损伤时，可引起不同部位的视路损伤，如视交叉、视束损伤，产生相应的视野缺损，或伴有眼球运动神经麻痹。

二、几种与外伤有关的视网膜病变

（一）远达视网膜病变

因车祸、地震、房屋倒塌等所引起的对头腹胸部的急性挤压伤，可引起一眼或双眼的视网膜病变，视力下降。在视网膜和视盘周围常见棉绒斑、出血和水肿，以及视盘水肿或玻璃体出血。荧光造影显示小动脉阻塞及渗漏。并伴有眼睑和结膜充血和水肿，眼球突出。发病机制可能为：因系统性组织严重损伤，激活补体，颗粒细胞凝聚，白细胞栓子形成；局部的视网膜血管损伤，引起补体介导的白细胞凝聚和阻塞。挤压性损伤或长骨骨折，可引起类似的视网膜表现。通常视网膜内出血散布于黄斑周围，脂肪栓子造成的棉绒斑一般较小，常位于较周边区。

在没有外伤的情况下，其他一些疾病凡能激活补体的，也可以引起类似的眼底改变。因远达性视网膜病变原描述为与外伤有关，这种病变则成为类远达性视网膜病变。

（二）Terson 综合征

由急性颅内出血引起的玻璃体、内界膜下或玻璃体后出血。机制不清，推测引起眼内静脉压急剧升高，造成视盘周和视网膜血管破裂。约 2/3 的蛛网膜下出血伴有眼内出血，约 6% 有玻璃体出血。多见于 30 ~ 50 岁，也可发生于任何年龄，少有视网膜脱离。

（三）Valsalva 视网膜病变

腹腔内压力突然增高，可使眼内静脉压上升到足以使黄斑的毛细血管破裂，出血位于内界膜下，通常较小，偶尔有 1 ~ 2 PD，视力仅稍有下降，预后好，出血在数周内自发消退。应注意的鉴别诊断有：玻璃体后脱离，可引起出血或巨动脉瘤；周边部视网膜裂孔或小动脉上的动脉瘤。

三、面部疖肿及体内深部脓肿

面部疖肿，特别是危险三角区的化脓性感染，处理不当或自行挤压时，常使脓毒性栓于进入面静脉、内眦静脉，经眼静脉进入海绵窦，引起海绵窦结静脉炎或海绵窦血栓。体内深部感染或脓肿可因败血症引起转移性眼内炎或球后脓肿。

第三节　妇产科疾病

妊娠高血压综合征是妊娠后 3 个月及妊娠 6 个月以后出现的水肿、蛋白尿、高血压综合征，是危及孕产妇及胎儿生命的重症。其发病率为 4.6% ~ 17%。妊娠高血压综合征的视网膜病变发病率为 53% ~ 86%。临床表现自觉症状为视物模糊、闪光、复视等。可发生眼睑皮肤和结膜水肿。球结膜小动脉痉挛，毛细血管弯曲及结膜贫血等，这些血管改变较视网膜血管改变为早。重症者球结膜小血管可见蛇形状，一般产后6周左右恢复正常。眼底改变与高血压呈正相关。若原有高血压，则可能症状出现较早或加重。通常血压超过20/13.3 kPa（150/100 mmHg）时易出现眼底改变。眼底视网膜小动脉功能性痉挛和狭窄，动静脉比例可为1：2～1：4。动脉反光增强，可见动静脉交叉压迫现象，黄斑星芒状渗出，视网膜水肿、出血和渗出，严重者产生浆液性视网膜脱离或视盘水肿。

视网膜出血、水肿、渗出或小动脉硬化者，说明心、脑、肾等全身血管系统均受损害。浆液性视网膜脱离在分娩后数周内可自行消退。

妊娠高血压综合征眼底改变分期：①视网膜动脉痉挛期，视网膜小动脉功能性收缩是本病最早和最常见的改变，可表现为局限性的小动脉缩窄，亦可为均一性的普遍小动脉缩窄，动静脉比例可由平常的2：3变为1：2、1：3或1：4。②视网膜动脉硬化期，由于血压持续升高，血管改变由功能性收缩成为器质性改变，而发生视网膜动脉硬化，出现动脉管径变窄，动脉反光带增宽及动静脉交叉压迫症；③视网膜病变期，因动脉痉挛造成血—视网膜屏障破坏，导致视网膜水肿和渗出，视网膜毛细血管无灌注区，棉絮斑和黄斑星芒状渗出，严重者可出现视盘水肿，渗出性视网膜脱离。

积极治疗妊娠高血压综合征，必要时终止妊娠，通常终止妊娠后视力预后好。眼底检查对产科预后有非常重要的价值，眼底改变与母子安危密切相关。当眼底仅有视网膜动脉功能性收缩时，经产科处理后症状可缓解，可在临床密切观察下继续妊娠。若经治疗全身情况病不改善或加重，或者已发生高血压性视网膜病变，出现视网膜出血、水肿、渗出，甚至有渗出性视网膜脱离，应考虑终止妊娠。

第四节　儿科疾病

一、麻疹

母亲妊娠头3个月内感染麻疹，可引起新生儿的白内障和色素性视网膜病变。麻疹患儿初期表现为急性卡他性结膜炎，皮疹出现后1～2周内，可引起双侧视神经视网膜炎，表现为视盘水肿、视网膜静脉扩张、黄斑区星芒状改变。麻疹的主要后果之一是迟发性亚急性硬化性全脑炎，其中50%可引起眼部损害，表现为幻视或皮质盲、眼球运动障碍、视神经萎缩、视神经视网膜炎及坏死性视网膜炎等。

二、流行性腮腺炎

妊娠期妇女如果患腮腺炎，则出生的婴儿会有小眼球、小角膜、先天性白内障、眼球震颤及视神经萎缩等先天异常。

儿童感染腮腺炎，眼部可表现为滤泡性结膜炎、角膜炎、巩膜炎、虹膜炎、葡萄膜炎、青光眼、眼外肌麻痹、泪腺炎及视神经炎。视神经炎是伴随脑膜炎和脑炎最常见的眼部并发症，通常为双侧。

三、细菌性痢疾

可因脱水而引起眼睑皮肤干燥，维生素A缺乏导致角膜软化，高热或毒素引起皮质盲。中毒性痢疾可出现视网膜动脉痉挛及视网膜水肿，少数有结膜炎、虹膜睫状体炎或视神经炎。

四、早产儿视网膜病变

早产儿视网膜病变以往曾称为Terry综合征或晶状体后纤维增生症，但后者仅反映了该病的晚期表现。孕期34周以下、体重出生小于1 500 g、生后吸氧史，发生率60%～82%。

（一）病因

未完全血管化的视网膜对氧产生血管收缩和血管增殖而引起。正常视网膜约在胚胎36周发育达到鼻侧边缘。此期内暴露于高浓度氧，引起毛细血管内皮细胞损伤，血管闭塞，刺激纤维血管组织增生。

（二）病程与分期变化

如（表11-2）所示：

表11-2 早产儿视网膜病变国际分类法

部位
Ⅰ区：以视盘为中心60°范围内的视网膜
Ⅱ区：从Ⅰ区向前到鼻侧锯齿缘的距离的圆形范围
Ⅲ区：余下的颞侧视网膜
范围：按累及的终点数目计
严重程度
第一期：在血管化与非血管化视网膜之间存在分界线
第二期：分界线抬高加宽体积变大形成嵴
第三期：嵴伴有视网膜外纤维血管组织增生,按增生量可分为轻、中、重
第四期：不完全视网膜脱离,A中心凹不累及;B中心凹累及
第五期：漏斗状视网膜脱离。前部和后部可分别开放或关闭
此外,视网膜后级部血管扩张扭曲,成为附加病变,预示急性进展

（三）治疗

早产儿视网膜病变一旦发生，进展很快，可有效治疗的时间短，因此应对37周以下早产儿生后及时检查，对高危者应每周检查。在第2～3周可行激光或冷冻治疗，凝固无血管区。第4～5周，行玻璃体手术切除增殖的纤维血管组织，同时做激光，以挽救视力。

第十二章　眼科疾病的预防与保健

盲和视力损伤是世界范围内的严重公共卫生、社会和经济问题。目前，全世界视力损伤的人群约为1.8亿人。WHO、一些国际非政府组织联合于1999年2月发起"视觉2020．享有看见的权利"行动，目标是在2020年全球根治可避免盲。其中预防和控制眼科疾病是这次行动的重点。

目前我国致盲的主要原因依次为白内障（46.1%）、角膜病（15.49%）、沙眼（10.9%）、青光眼（8.8%）、视网膜脉络膜病（5.5%）、先天或遗传性眼病（5.1%）、视神经病（2.9%）、屈光不正或弱视（2.9%）、眼外伤（2.6%）。各地在调查中发现半数以上盲和视力损伤是可以预防和治疗的。为达到在2020年根治可避免盲的宏伟目标，作为一个眼科医务工作者应采取实际行动，积极投身到眼病预防与眼保健工作中，为人类的健康做出我们的贡献。

一、儿童眼外伤的预防

根据调查报告，我国每年至少有1 000万～1 200万人发生眼外伤。眼球组织结构复杂、精细、脆弱，一旦受伤往往后果严重，甚至导致失明。但是，大多数眼外伤是可以预防的，并且这些预防措施并不难做到。预防眼外伤应针对不同对象采取不同措施。

（一）机械性眼外伤的预防

1. 锐器伤的预防

好玩是儿童的天性，但家长、幼儿园、学校老师给予正确的指导及安全教育非常重要。强调儿童不要玩弄刀、针、剪刀、弹弓、玩具枪（气枪）等，家长应把这些锐器放在儿童拿不到的地方。儿童玩弄剪刀而刺伤眼睛或刺伤在一起玩的伙伴，男孩喜欢用竹枝对打而刺伤眼部，这些病例临床上不少见。

注意家具安全也很重要，在房子装修及购买家具时，要考虑儿童的安全，家具不应存锐角，墙角、柱子应为钝角或圆形，家具锐角撞伤眼球也不少见。

2. 动物伤的预防

儿童喜欢动物，更喜欢逗鸟类、家禽，这些尖喙动物喜欢捕食飞虫，当儿童靠近观察动物时，瞳孔区中央角膜反光点，这些尖嘴动物可能误认为是食物用喙啄食之，导致角膜被啄伤或角膜穿破伤，这些损伤后往往较严重，如得不到及时治疗可发生化脓性眼内炎，导致视力丧失或眼球萎缩。儿童玩猫狗容易被爪子刺伤眼睛。教育儿童尽量避免与这些动物近距离接触是预防眼外伤的有效方法。

3. 儿童眼部爆炸伤的预防

目前，在一些大城市已禁止燃放烟花、鞭炮、爆竹，但在一些地方还未禁止或禁止后重新开禁，逢年过节经常有儿童燃放烟花、鞭炮炸伤眼部到急诊就诊。禁止儿童燃放烟花、鞭炮并远离燃放烟花鞭炮的地方是预防儿童眼部爆炸伤的有效措施。

（二）儿童化学性眼外伤的预防

家庭、学校、单位对强酸、强碱等强腐蚀性化学物品应妥善保管。家庭用的厕所清洁剂与消毒剂对眼部也有很强的刺激性，应放于儿童不易触及的地方。并向儿童说明这些物品的危害性。因为儿童好奇，不能只考虑把危险物品收藏好就足够了，还要给予适当的安全教育。学校在做化学实验时，要向学生强调遵守操作规程的重要性。学校做化学实验的环境与设备时一定要充分考虑到学生的安全，防止酸碱溶液溅入眼部。一旦发生化学物品溅入眼部，应立即用大量清水冲洗眼部，按化学性眼外伤处理。

（三）成人眼外伤的预防

日常生活中，眼睛很容易受到外伤，尤其是从事机械、化工、化学实验等。提高安全意识，克服麻痹大意，严格遵守操作规程，大多数眼外伤是可以预防的。预防措施：

1. 加强宣传教育，重视对新上岗人员安全生产教育，强调严格执行操作规程，确保安全的重要性。

2. 化工厂的工人，在接触强酸、强碱时，农民在喷洒农药或接触氨水、石灰时要戴防护眼镜，并且喷洒农药时应站在风头上。

3. 改进生产及防护设备，对陈旧的防护设备要进行改进和维护，尤其是化工厂，应防止酸和碱性物质外漏。

4. 加强易燃、易爆物品如雷管、火药包等的管理，相关部门应专人严格保管，保证民众的安全。

5. 对从事金属机械操作工作，强调应用防护设备，防止机器上金属碎屑飞入眼内，造成眼内异物。

6. 提倡社会文明、礼貌谦让，理性处理日常生活中碰到的冲突，避免暴力，杜绝挥动拳头造成眼球钝挫伤的野蛮行为，为构建和谐社会尽一个普通公民的义务。

二、传染性眼病的预防

（一）红眼病的预防

红眼病是一种传染性很强的眼病，是通过接触传染的急性流行性结膜炎。如接触患者用过的毛巾、洗脸用具、手摸过的水龙头、门把手、楼梯扶手、公交车上的扶手、游泳池的水、玩具等公用物品都可引起接触传染。本病常在幼儿园、学校、工厂、医院广泛传播，造成暴发流行。预防措施如下，

1. 无论是否红眼病流行期，养成个人良好卫生习惯很重要，未清洁的手不要揉眼睛。

2. 当患红眼病时要积极治疗，并做好隔离。不要到公共场所，特别是游泳池等，以免传染他人。

3. 红眼病流行期间，尽量避免与红眼病患者及其使用过的物品接触。

4. 对红眼病使用过的物品（如毛巾、手帕等）或幼儿园、学校、浴池等公共用品要进行消毒。

5. 红眼病流行期间，可滴抗生素滴眼液预防，尽量少到公共场所。

（二）沙眼的预防

沙眼是由沙眼衣原体感染所致的一种慢性传染性结膜角膜炎，是致盲的主要眼病之一。其预防措施如下。

1. 注意个人卫生，实行一人一巾，毛巾、手帕经常洗晒，未清洁的手不要揉擦眼睛，有条件的地方最好用流动水洗脸，或分别使用脸盆。

2. 公共场所、学校、幼儿园、工厂等地方采用流动水洗手、洗脸，发现沙眼患者应积极尽快治疗，以免传染。

3. 理发室、浴室、旅馆等公共服务性行业对洗脸用具、浴盆、浴巾要严格消毒，被褥经常洗晒。

4. 加强沙眼防治知识的宣传，人人都要重视环境卫生，保护水源，改善生活环境，避免沙眼的传播。

（三）新生儿淋菌性结膜炎的预防

淋菌性结膜炎是严重的急性传染性眼病。传播途径为胎儿出生时经过已经感染了淋球菌的严道被感染。如果能及早发现孕妇淋菌感染，及时治疗，新生儿淋菌性结膜炎是可以预防的。

1. 育龄妇女患有淋病期间应避免怀孕，如已怀孕，应积极治疗淋病，确保孕妇产前治愈。

2. 若孕妇被确诊为淋病，应全身应用羟氨苄青霉素，每日 3 g，对青霉素过敏者应使用其他对淋球

菌敏感的药物。

3. 新生儿一旦确诊为淋菌性结膜炎，立即隔离患儿，积极治疗，以防交叉感染。如为一眼发病，应保护健眼。治疗护理操作要严格隔离患眼，保证健眼不被传染。患儿应取患侧卧位，以防患眼分泌物流入健眼。

4. 积极预防孕妇淋病，首次产前检查应做官颈分泌物涂片检查。

三、近视眼的预防

我国是近视眼的高发地区，根据 1998 年在北京顺义区人群调查，15 岁男、女少年近视眼的患病率分别为 37.6% 和 55.0%。很多患者的近视或近视加深是可以预防的。

（一）近视眼的发病原因

近视眼的发病原因可以分为遗传因素和环境因素两类。

1. 遗传因素

病理性近视眼与遗传因素有密切的关系，研究表明，父母均为近视眼的子代发生近视眼的概率是父母无近视子代的 8 倍。

2. 环境因素

近距离工作与近视眼的发生、发展有很重要的关系。持续的近距离工作引起的近视有暂时性和永久性近视两种类型。暂时性近视是由于调节疲劳或睫状肌痉挛所致。假性近视是一种暂时性近视。

（1）假性近视：患者远视力低于正常，近视力正常。如用强的睫状肌麻痹剂，则视力可达正常，检影验光为正视或轻度远视。

（2）真性近视即永久性近视：患者远视力差，近视力好，用睫状肌麻痹剂散瞳验光时其散瞳后的视力变化不大，可负镜片矫正视力。

（二）近视眼的预防措施

1. 保证良好的阅读、书写环境：阅读、书写环境光线充足，适宜的光亮度和对比度，桌面的照度应在 100 lux 以上，照明无眩光或闪烁，黑板无反光，读物纸面无反光，桌椅高度适合。避免在阳光直接照射或暗光下进行近距离阅读或进行精细工作。

2. 保持良好的用眼习惯：用眼姿势要端正，眼与读物距离保持 25 ~ 30 cm，避免连续近距离用眼以免引起视疲劳，不宜长时间阅读和使用电脑，用眼 45 min 要休息 10 min，并远眺，使眼肌调节得以松弛。不在乘车、走路时或卧床姿势下看书。注意劳逸结合，生活有规律。

3. 父母均有近视的儿童要定期检查视力，注意营养均衡、不挑食、加强户外锻炼，增强体质。

4. 每天坚持做眼保健操以消除视觉疲劳。

（三）眼保健操

眼保健操共四节，操作方法如下。

第一节：揉天应穴（攒竹下三分）。

手法：以左右大拇指指纹面按左右眉头下面的上眶角处，其他四指散开如弓状支持在前额上，按揉面不要大，节拍 8 次 ×8 s，共 64 s（图 12-1）。

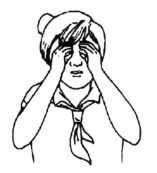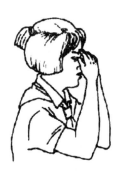

图 12-1　揉天应穴

第二节：挤按睛明穴。

手法：以左手或右手大拇指与食指挤按鼻根，先向下按，然后向上挤，一按一挤为一拍。节拍为8次×8 s，共64 s（图12-2）。

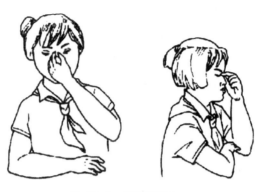

图12-2 挤按睛明穴

第三节：按揉四白穴。

手法：先以左右食指与中指并拢，放在紧靠鼻翼两侧，大拇指支持在下颌骨凹陷处，然后放下中指，用食指在面颊中央部按揉。节拍8次×8 s，共64 s（图12-3）。

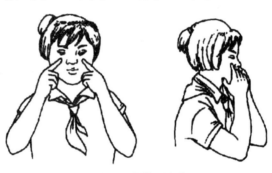

图12-3 揉按四白穴

第四节：按太阳穴，轮刮眼眶。

手法：以左右大拇指指纹面按住左右太阳穴，以左右食指第二节内侧面轮刮眼眶上下一圈，先上后下。上侧从眉头开始到眉梢为止，下侧从内眼角起至外眼角止。轮刮上、下一圈计四拍。节拍8次×8 s，共64 s（图12-4）。

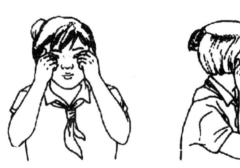

图12-4 按太阳穴，轮刮眼眶

以上四节共需4 min 16 s。在操练时要闭着眼睛做，自己默念节拍。要经常剪短指甲，并保持两手清洁，一般每天做两次，要经常保持。如面部有疖疮，眼睛有发炎时，可以暂停操练，待治愈后再作。

参考文献

［1］徐周兴. 激光眼科学［M］. 北京：高等教育出版社，2011.

［2］张承芬. 眼底病学［M］. 第2版，北京：人民卫生出版社，2010.

［3］起堪兴，杨培增，姚克. 眼科学［M］. 北京：人民卫生出版社，2013.

［4］杨文利，王宁利. 眼超声诊断学［M］. 北京：科学技术文献出版社，2012.

［5］任霞，贺经，冯延器. 原发性开角型青光眼治疗建展［J］. 国际联科杂态，2016，16（3）：458-461.

［6］谢静. 婴幼儿先天性白内障研究进展［J］. 临床眼料杂志，2011，19（6）：566-569.

［7］葛坚，刘夹志. 眼科手术学［M］. 第3版. 北京：人民卫生出版社，2015.

［8］李娟娟，李燕. 视网膜中央动静脉合并阻塞的临床观察［J］. 中华眼成病杂志，2013，29（6）563-566.

［9］雷曼. 眼科检查与诊断手册［M］. 第8版. 北京：人民军医出版社，2015.

［10］刘家琦，李凤鸣. 实用眼科学［M］. 北京：人民卫生出版社，2012.

［11］刘庆淮，方严. 视盘病变［M］. 北京：人民卫生出版社，2015.

［12］王宁利. 整合眼科学［M］. 北京：人民卫生出版社，2014.

［13］张舒心. 青光眼治疗学［M］. 第2版. 北京：人民卫生出版社，2011.

［14］李凤鸣. 中华眼科学［M］. 北京：人民卫生出版社，2014.

［15］葛坚. 临床青光眼［M］. 第3版。北京：人民卫生出版社，2016.

［16］徐亮，吴晓，魏文彬. 同仁眼科手册［M］. 第二版。北京：科学出版社，2011.

［17］高占国. 眼眶病临床实践与思考［M］. 北京：人民卫生出版社，2014.

［18］管怀进. 眼科手术操作技术［M］. 第2版. 北京：科学出版社，2012.

［19］北京协和医院. 眼科诊疗常规［M］. 北京：人民卫生出版社，2013.

［20］王建国，米会婷. 白内障与青光眼［M］. 北京：中国医药科技出版社，2014.

［21］董方田. 眼科诊疗常规［M］. 北京：人民卫生出版社，2013.

［22］黎晓新. 现代眼科手册［M］. 第3版. 北京：人民卫生出版社，2014.

［23］庞秀琴. 同仁眼外伤手术治疗学［M］. 北京：北京科学技术，2016.

［24］林玉华，王金生，孙丽红，等. 原发性闭角型青光眼小梁切除术不同切口位置术后临床评效［J］. 牡丹江医学院学报. 2012，33（1）：41-42.

［25］刘素平，周好. 影响糖尿病性白内障患者早期诊治的原国分析［J］. 包头医学院学报，2016，32（2）：107-109.